Czerwenka / Bolvansky / Kinze
Hyperaktive Kinder

Kurt Czerwenka / Roswitha Bolvansky / Wolfram Kinze

Hyperaktive Kinder

Ein Elternhandbuch

Beltz Verlag · Weinheim und Basel

Die Autoren:

Kurt Czerwenka, Jg. 1944, Prof. Dr., Dipl.-Psych., Hochschullehrer. Zur Zeit Leiter des Instituts für Schul- und Hochschulforschung der Universität Lüneburg.

Roswitha Bolvansky, Jg. 1952, Beratungslehrerin, Seminarleiterin Grundschule.

Wolfram Kinze, Jg. 1942, Dr. med. habil., Facharzt für Neurologie und Psychiatrie, Facharzt für Kinder- und Jugendpsychiatrie/Psychotherapie, seit 1977 Leiter der Klinik für Kinder- und Jugendpsychiatrie an der Landesklinik Lübben (Brandenburg).

Lektorat: Peter E. Kalb

© 1997 Beltz Verlag · Weinheim und Basel
Herstellung: Ute Jöst Publikations-Service, Birkenau
Satz: Satz- und Reprotechnik GmbH, Hemsbach
Druck: Druckhaus »Thomas Müntzer«, Bad Langensalza
Umschlaggestaltung: Federico Luci, Köln
Umschlagabbildung: Bernhard Zerwann, Bad Dürkheim
Zeichnungen: Barbara Homberg, Hamburg
Printed in Germany

ISBN 3-407-85714-4

Inhaltsverzeichnis

III. Auch der Arzt kann helfen

Hyperaktive Kinder aus der Sicht des Kinderpsychiaters

I. Eltern können vorbeugend helfen

Kurt Czerwenka

Hyperaktive Kinder – Erziehungshilfen im Vorschulalter

Vorüberlegungen: Die absolute Wahrheit besitzen wir nicht

Es gibt heute bereits eine umfangreiche Literatur über hyperaktive Kinder mit den unterschiedlichsten Aussagen, trotzdem müssen wir feststellen, daß die wissenschaftlichen Theorien über diese Form der Beeinträchtigung noch eher vieldeutig und manchmal auch widersprüchlich sind. Das liegt zum großen Teil darin begründet, daß »Hyperaktivität« oder »Hyperkinese« – wie andere lieber sagen – mit dem menschlichen Gehirn zusammenhängt. Über dessen Funktionieren haben wir zwar schon eine Menge Annahmen, aber noch wenig eindeutige Beweise. Das menschliche Gehirn ist ungemein kompliziert, und es kann kaum direkt beforscht werden. Jeder Eingriff führt zu unausweichlichen Störungen und kann deshalb nicht zu Forschungszwecken vorgenommen werden. Vom Erscheinungsbild oder Verhalten des Menschen aber kann immer nur indirekt auf seine hirnphysiologischen Grundlagen geschlossen werden. Also müssen wir bei allen Aussagen Vorsicht walten lassen.

Außerdem kann die Wissenschaft, die heute meist ein hohes Ansehen genießt, ihre Erkenntnisse nur langsam sammeln, und diese müssen erst genau abgesichert sein, bevor sie wissenschaftlich vertreten werden können. Das kann dazu führen, daß manche praktischen Ärzte oder auch interessierte Laien richtige Annahmen über Entstehung und Behandlung von menschlichen Störungen bereits früher haben, als sie wissenschaftlich vertreten werden können. Die Gefahr bei den Laien ist allerdings auch, daß bestimmte Erklärungen über

Zusammenhänge der bare Unsinn sein können. Deshalb haben wissenschaftliche Überprüfungen ihre Berechtigung. Behauptet werden kann vieles, aber es muß sich auch noch beweisen lassen. Aber wir wissen alle, daß niemand die absolute Wahrheit besitzt.

1. Erscheinungsbild und Einordnung von Hyperaktivität

Hyperkinetische Kinder sind schwer einzuordnen wegen der Unterschiedlichkeit der kindlichen Erscheinungsformen. Oft verbinden sich bestimmte Formen der Beeinträchtigung wie Aufmerksamkeitsstörungen mit sozialen Störungen wie Aggressivität oder Disziplinlosigkeit und häufig eben auch nicht. Eine vereinfachte Form der Diagnose wird dem Kind, das in seiner besonderen Persönlichkeit in einem je eigenen Lebenszusammenhang steht, nicht gerecht.

> Praktisch führt eine zu schnelle »Einsortierung« meistens zu einer Entlastung anderer Menschen, die mit dem Kind in Beziehung stehen, z. B. von Lehrern, Betreuern oder Eltern, und zu einer Belastung des Kindes mit Medikamenten und Trainingsprogrammen oder Essensvorschriften. Die Gefahr der »schnellen« Lösung besteht bei allen Problemen des Alltags.

Oft müssen zu einer genauen Diagnose Ärzte, Psychologen, Pädagogen und Eltern zusammen helfen. Andererseits wäre es auch zu einfach, die Probleme hyperkinetischer Kinder nur als Störungen zwischen ihnen und ihren Bezugspersonen abzutun.

Grundlegendes Erscheinungsbild der Hyperkinese scheint die Aktivitäts- und die Aufmerksamkeitsstörung zu sein. Also Kinder mit Hyperkinese zeigen sich zunächst einmal

unruhig,
zappelig,
unkontrolliert,
unaufmerksam,
unkonzentriert,
ablenkbar.

- Sie zeigen mangelnde Ausdauer bei Beschäftigungen,
- bleiben nicht bei einer Sache, sondern sind ständig unterwegs,
- reagieren sehr schnell und stark auf andere Kinder oder neue Reize,
- können kaum längere Zeit auf einem Stuhl sitzen bleiben, ohne umherzurutschen,
- müssen ständig etwas in ihren Händen haben, wirken angespannt.
- rufen spontan, scheinbar grundlos und reagieren bei neuen Angeboten von außen sehr rasch, aber die Spannkraft läßt schnell nach.

Daneben treten häufig soziale Störungen wie Aggressivität auf, die aber nicht zusammen mit den Aufmerksamkeits- und Aktivitätsproblemen auftreten müssen, sondern manchmal auch allein festzustellen sind. Dann aber stehen sie nicht im Zusammenhang mit der Hyperkinese.

Kindliche Aggressivität zeigt sich einerseits:

- im Schlagen, Treten, Kratzen anderer Kinder, im wütenden Werfen von Gegenständen nach anderen Personen;
- im Verspotten, Verhöhnen oder Beschimpfen anderer, im Stoßen, Zupfen und Raufen mit anderen Kindern;
- im Zerstören von Gegenständen, die dem Kind oder anderen gehören;
- im Kaputtmachen von »Werken«, die beim Malen, Basteln oder Spielen anderer Kinder entstanden sind, u.a.

Es gibt auch Formen der Aggressivität gegen sich selbst: andererseits:

- Eigene Arbeits- oder Spielergebnisse zerstören;
- Sich selbst weh tun oder verletzen;
- Sich auf den Boden werfen, um sich schlagen und trampeln;
- Mit dem Kopf gegen Boden oder Wand schlagen;
- Selbstmordabsichten hegen oder ausführen;
- Sich selbst verhöhnen, beschimpfen, lächerlich machen;
- Die eigene Gesundheit gefährden durch besondere Waghalsigkeiten, Mutproben, aber auch durch falsche Ernährung.

Zu diesen Grunderscheinungen der Aktivitäts- und Aufmerksamkeitsstörung, die entweder mit kindlicher Aggressivität gekoppelt sein können oder auch nicht, kommen oft noch andere Verhaltensweisen hinzu:

− Unbeholfenheit und Koordinationsstörung,
− Probleme im grob- und feinmotorischen Bereich,
− Schwierigkeiten beim Spielen mit festgelegten Regeln (allein bzw. mit anderen Kindern),
− emotionale Labilität, d. h. Schwanken zwischen sehr unterschiedlichen Gemützuständen,
− häufige Gefühlsausbrüche, die völlig überzogen erscheinen,
− leichte Reizbarkeit durch Witze oder Ironie.

Daß aus diesen Beeinträchtigungen schnell auch Defizite in der geistigen Entwicklung des Kindes werden können, leuchtet unmittelbar ein. Deshalb werden Kinder häufig auch erst dann auffällig, wenn die schulischen Leistungen zu wünschen übriglassen. Das heißt aber nicht, daß hyperkinetische Kinder immer auch geistige Schwächen haben müssen. Oft ist es nur die Anpassung an erwartete Regeln, die ihnen Probleme bereitet, während sie in anderen Fällen ausgesprochen kreativ sein können. Manche Kinder, die im Zusammenhang mit ihrer

Hyperaktivität sehr wenig Schlaf benötigen, sind im Gegenteil oft lange Zeit aufnahmebereit und bisweilen »hoch begabt«. Sie haben mehr Zeit, Wahrnehmungen zu machen und daraus Erfahrungen zu ziehen.

Diese große Palette von Verhaltensweisen, die – wie unschwer festzustellen ist – fast alle Menschen in der einen oder anderen Form betrifft, deutet an, daß das einzelne Kind sehr genau beobachtet werden muß und seine Lebenszusammenhänge, aber auch Gedanken einbezogen werden müssen, um eine Aussage über seine Symptomatik machen zu können. Deshalb sollen in diesem ersten Teil die Entwicklungsschritte des Kindes und die Einwirkungsmöglichkeiten der Eltern kurz beleuchtet werden. Daran kann einmal abgelesen werden, was in welcher Entwicklungsstufe des Kindes eventuell

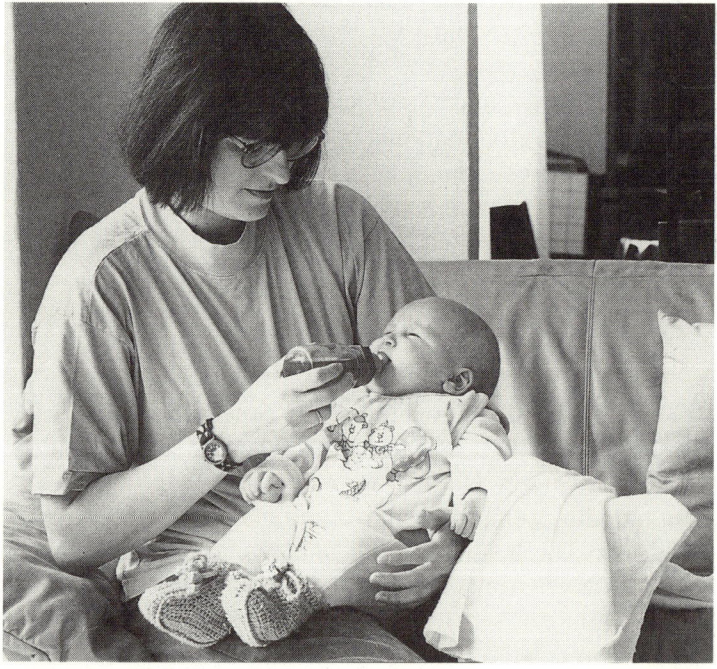

Foto: Michael Seifert

nicht so gelaufen ist, wie es hätte laufen können, aber auch wie vorbeugend oder begegnend mit hyperkinetischen Schwächen umgegangen werden kann. Die besondere Situation der Schule und der ärztlichen Betreuung folgen in den nächsten Kapiteln.

2. Frühe Kindheit und motorische Störung

Die Bedeutung der frühen Kindheit für die gesunde Entwicklung des Menschen ist heute unumstritten. Außerdem wissen wir heute mehr als in früheren Zeiten über die frühkindliche Entwicklung. Dies ist einmal möglich geworden durch die neueren Forschungen über die Entwicklung des Gehirns und zum anderen durch genauere Verhaltensbeobachtungen. So glaubte man lange Zeit, das Neugeborene wäre noch kaum aufnahmefähig für Außenreize, da es hauptsächlich schliefe oder nur Kontakt mit der eigenen Mutter aufnehmen könne. Heute wissen wir durch die Möglichkeit einer dauerhaften Beobachtung des Kleinstkindes mit Videogeräten, daß das Kind sehr wohl – wenn auch nur zu wenigen Zeiten des Tages – aktiv Kontakt nach außen aufnehmen kann und bereits von sich aus die Welt erkundet.

Es spricht nur noch wenig für eine Mutter-Kind-Umklammerung, in der das Kind gefangen sei. Außerdem ließ sich durch kreative Experimente, bei denen der Säugling sein Wohlgefallen durch schnelleres Saugen an der Trinkflasche zeigte, nachweisen, daß bestimmte Geschichten oder Musikstücke bereits im Mutterleib gehört und erkannt werden. Wie wichtig sind dann bereits Schwangerschaft und frühe Kindheit, wenn einerseits schon nachhaltige Erfahrungen gemacht und außerdem selbständige Außenkontakte aufgenommen werden können!

Der zweite Grund für die erkannte Bedeutung der frühen Kindheit ist die Erforschung der Entwicklung des Gehirns. Am Beginn der Entwicklung besteht eine hohe Formbarkeit des Gehirns. Gerade die ersten Lebensmonate sind gekennzeichnet durch eine große Teilungsfähigkeit der Nervenzellen, die mit zunehmendem Alter stetig abnimmt und mit ca. zehn Jahren abgeschlossen ist. So braucht das frühkindliche Gehirn vielseitige Anregungen, die gefiltert, eingeordnet und zu den anderen Erfahrungen in Bezug gesetzt werden müssen. Nach heutigem Wissensstand ist das Gehirn dasjenige Organ des menschlichen Körpers, das fast zuletzt ausreift. Die Entwicklung des Gehirns beginnt in der frühen Schwangerschaft. Ab der 22. Schwangerschaftswoche ist der Teilungsvorgang der Nervenzellen im Gehirn abgeschlossen. Aber noch lange – über die Geburt hinaus – entwickeln sich die Nervenfortsätze und die Verbindungen zwischen den Nervenendigungen. Damit das Gehirn seine Möglichkeiten nutzen kann – die als Grundlagen angeboren sind –, muß es neue Informationen angeboten bekommen.

Die Umwelt, in die es hineinwächst, muß eine Palette an Betätigungsmöglichkeiten bereithalten. Diese dürfen aber auch nicht zu differenziert sein, sondern müssen den jeweiligen Entwicklungsphasen entsprechen. Manche Erfahrungen können sogar nur zu bestimmten Zeiten gemacht werden und zu besonderen Fähigkeiten führen. Stehen entsprechende Angebote nicht zu bestimmten Zeiten zur Verfügung, kann der Erwerb von Kompetenzen später oft nicht nachgeholt werden.

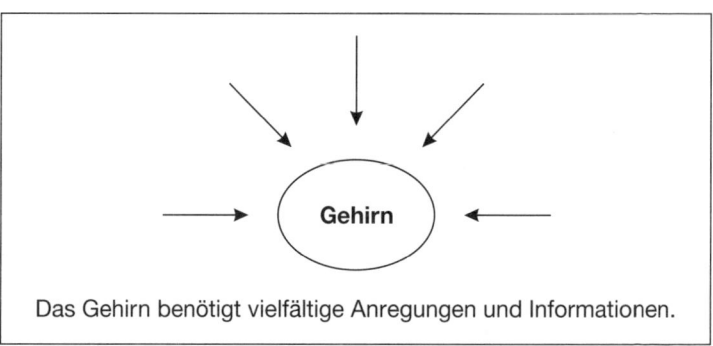

Das Gehirn benötigt vielfältige Anregungen und Informationen.

Bei einer Sammlung von Lebensgeschichten »verwilderter« Kinder, die keine menschliche Erziehung genossen haben, zeigen sich interessante Phänomene: Die meisten der in der Regel von Tieren (Wölfen, Bären, Leoparden o. a.) verschleppten Kinder liefen auf allen vieren und erlernten erst später, wenn überhaupt, den aufrechten Gang. Sie konnten nicht sprechen und auch Sprache nicht verstehen. Dieser fehlenden Sprachentwicklung entsprach auch ein großer Mangel an Intelligenz. Manche Sinne, z. B. das Nachtsehen oder Gehör und Geruch, waren teilweise besonders geschärft. Nur einige wenige Kinder konnten sehr langsam noch das Sprechen erlernen (vgl. Dichgans 1994).

Immer wieder wird betont, wie wichtig die angstfreie Bindung des Säuglings an seine Mutter ist. Damit dies geschieht, sollte die Mutter dem Säugling selbst alle Mahlzeiten geben und dabei ausgiebig zärtliche Zwiesprache mit ihm halten. Diese Verbindung von Triebbefriedigung durch das Stillen und zärtlicher Begegnung soll durch eine entsprechende Grundlegung im Nervensystem bzw. psychisch durch das Urvertrauen die Grundlage einer gesunden Persönlichkeitsentwicklung bilden. Ein Säugling, dem die stillende Mutter nicht ihr Gesicht zuwendet, weil sie liest oder sich für etwas anderes interessiert, schaut ins Leere. Offensichtlich sind die beiden ersten Lebensjahre die entscheidende Phase für die spätere Entwicklung. Bei fehlenden Bezugspersonen muß eine spätere Bindungs- oder Orientierungsfähigkeit der Kinder angenommen werden.

Es gibt aber auch ganz sensible Phasen für die Entwicklung der Sinne, die nicht außer acht bleiben oder übersprungen werden dürfen. So bleiben Kinder zeitlebens auf einem Auge blind, wenn eine angeborene einäugige Linsentrübung nicht möglichst vor Ablauf des dritten Lebensmonats, jedenfalls aber vor Ablauf des zweiten Lebensjahres, operativ entfernt und durch eine künstliche Linse korrigiert wird (Jacobson u. a. 1983). Innerhalb der sensiblen Entwicklungsphase können schon kurze Perioden eines einäugigen Verschlusses zur bleibenden Einbuße von Sehschärfe führen (vgl. Dichgans 1994, S. 231). Auch das räumliche Sehen hat seine kritische Periode in den ersten beiden Lebensjahren. Entwicklungsstörungen, wie unkorrigiertes Schielen oder Linsentrübungen, behindern die neurale Verknüpfung auf der Hirnrinde und führen zur Behinderung, räumlich zu sehen. Dies aber kann die spätere Raumwahrnehmung wesentlich beeinflussen und zu Problemen im Umgang mit Gegenständen führen.

Auch beim Erlernen der Sprache gibt es diese sensiblen Phasen, die sich durch die Verknüpfung der Erregungsmuster des Hörens in der Hirnregion mit denen des Sprechens verbinden. Was zu ihrer Verbindung führt, ist die Gleichzeitigkeit. Wenn ein Japaner oder Chinese in Deutschland geboren wurde und aufwächst, lernt er perfekt Deutsch. Die Verbindungen seines Gehirns sind denen der Deutschen so ähnlich, daß man ihn in seinen Sprachleistungen nicht mehr von Deutschen unterscheiden kann. Kommt aber ein Chinese nach Abschluß dieser »bildbaren« Phase der Sprache zu uns, so wird er die Buchstaben »R« und »L« weder hörend noch sprechend unterscheiden können. Damit ist eine »Entwicklungsphase« verpaßt. So kommt es auch, daß beim Erwerb einer Zweitsprache nach dem sechsten bis achten Lebensjahr nahezu unweigerlich ein Akzent zu hören ist (vgl. Dichgans 1994, S. 234).

Aber auch das Erlernen von Hilfszeitwörtern oder Artikeln wie auch von grammatikalischen Sprachregeln ist oft mit sechs Jahren schon auf seinem Höhepunkt angelangt oder auch schon darüber hinaus. Grammatikalische Regeln werden also von der umgebenden Kultur bestimmt und inhaltlich strukturiert. Das bedeutet gleichzeitig, daß bei familialen oder entwicklungsbezogenen Hemmnissen bestimmte selbstverständliche Fähigkeiten kaum mehr erreicht werden können. Diese aber sind Voraussetzungen für die Entwicklung eines normalen Selbstbewußtseins und befriedigender Sozialbeziehungen. Sprache wird nicht vom bloßen Zuhören gelernt. Die Kinder von Taubstummen erlernen das Sprechen nicht am Fernsehen oder gar Radio. Zum richtigen Spracherwerb gehört auch die aktive Auseinandersetzung mit anderen sprechenden Menschen, da die Bedeutung von Sprechinhalten auch aus der Situation und der Umgebung erschlossen wird.

Aus diesen eventuellen Sehschwächen oder auch Sprachbehinderungen müssen keine globalen Störungen wie Hyperkinese oder Schulschwierigkeiten wie Lese- und Rechtschreibschwäche oder Rechenschwäche erwachsen. Allerdings können Versäumnisse in den sensiblen Phasen, mit den entsprechenden hirnphysiologischen Folgen, ein Baustein sein für spätere Probleme oder Einschränkungen. Um dies genauer zu beleuchten, sollen in der Folge einige Entwicklungsstufen der frühen Kindheit nach Piaget (1973) dargestellt werden, an die dann zwei Fallschilderungen anschließen, bei denen Probleme manifest wurden (vgl. Augustin 1988, S. 54f., nach Piaget).

Die jeweiligen Zeitangaben der folgenden Tabelle sind Durchschnitts- oder Näherungswerte und deshalb nur als Orientierungen zu begreifen. Bei größeren Ausfällen oder Verschiebungen können in diesem Alter bereits Ergotherapeuten zu Rate gezogen werden. Manche hyperaktiven Kinder haben Probleme, sich in bestimmten Situationen zu halten, d.h., sich gegen die Schwerkraft zu stellen. Auch zeigen manche hyperaktiven Kinder Abwehr gegen Bemühungen, die aber notwendig sind, etwa beim Fortbewegen. So beginnen sie bereits frühzeitig, Reaktionen zu zeigen, als seien sie auf der Flucht. Als Erscheinung nach außen offenbart sich motorische Unruhe. Unerwartete Berührungen können sogar zu Wutausbrüchen führen, weil das Kind in Panik gerät und um sich schlägt (Augustin 1988, S. 57). Kinder, die eine zu hohe Anspannung haben, nehmen oft zu viele Reize gleichzeitig auf und geraten in ein Chaos. Hyperaktive Kinder können oft die zahlreichen Reize nicht richtig einordnen und werden gleichsam überschwemmt. Unbedeutende Berührungen können plötzlich zum impulsiven Ausbruch führen.

In der normalen Entwicklung werden die Bewegungsabläufe zunehmend automatisiert. Sie müssen vom Bewußtsein gar

Alter	Stadium	Erwartete Verhaltensweisen
Bis 4 Wochen	Reflexe. Sensomotorik (I).	Kind reagiert reflektorisch mit bestimmten Funktionen (z. B. Saugen). Unkoordinierte Bewegungen und Instinkthandlungen.
1–4 Monate	Gewohnheiten. Zufallshandlungen. Sensomotorik (II).	Kopfkontrolle und stabile Bauch- und Rückenlage. Beginnende Aufrichtung des Oberkörpers. Einfache Funktionen: Greifen, Schauen. Allmähliche Koordination von Hand/Mund und Hand/Auge.
4–8 Monate	Aktive Wiederholung vertrauter Handlungen. Bisherige Schemata (Hand/Mund z. B.) werden koordiniert. Sensomotorik (III).	Bewußtes Greifen nach Gegenständen. Betrachten von Dingen in der Hand, Führen zum Mund. Handlungen werden an unterschiedlichen Dingen ausprobiert.
8–12 Monate	Anwenden bekannter Tätigkeiten in neuen Situationen. Überwinden von Hindernissen. Unterscheidung von Mittel (Ding) und Zweck (Ziel). Sensomotorik (IV).	Aufsetzen, Aufstehen und Robben, Kriechen. Erkundung des Raumes. Zielgerichtete Handlungen. Nachahmung und Handlungsplanung. Zwei Dinge werden in Bezug zueinander gebracht (Ursache – Wirkung). Hände werden gezielter und gekonnter eingesetzt.
12–18 Monate	Ausprobieren, Versuch-Irrtum-Verhalten, Suchen neuer Mittel. Sensomotorik (V).	Freies Laufen, Haltungswechsel; genaue Steuerung der Motorik fehlt noch. Eigene Lösungsstrategien über Probieren. Aus- und Einräumen, Ineinanderfügen (Steckspiel). Erkunden der Grenzen.
18–24 Monate	Erfinden neuer Mittel (Hilfen zum Ziel) durch geistige Kombination. Verinnerlichung gekonnter Handlungen. Sensomotorik (VI).	Handlungen werden geplant und neue Möglichkeiten entwickelt, Zusammenhänge schneller erfaßt. Dinge werden auch als Symbole (für etwas anderes) behandelt.

nicht kontrolliert werden. Wenn sie ein bestimmtes Ziel haben, etwa beim Krabbeln, laufen die Bewegungen einfach ab. Hyperaktive Kinder haben oft Probleme mit dem Automatisieren. Wenn dann die Bewegungsanforderungen anspruchsvoller werden, bricht die Koordination zusammen, wie die Bausubstanz eines Hauses. Wenn die Einzelteile nicht fest sind, kann auch das Gebäude nicht stehen bleiben. Werden dann bewußte Leistungen vom Kind verlangt, können diese oft erstaunlich gut realisiert werden. Es muß aber immer wieder mit Hemmungen, Störungen oder Irritationen gerechnet werden, da einzelne Teilleistungen, z.B. bestimmte Bewegungen oder Koordinationen, nicht selbstverständlich abgerufen werden können. Einfache Aufgaben, die eine gute Organisation verlangen, werden oft nicht gekonnt (Augustin 1988, S. 58).

Manchmal haben hyperaktive Kinder Probleme beim Empfinden von verschiedenen Berührungsreizen. Sie achten entweder kaum auf die verschiedenen Berührungen, verweilen nur flüchtig oder oberflächlich bei bestimmten Angeboten oder zeigen Abwehrreaktionen. Daraus folgt oft ein nachlässiger Umgang mit Gegenständen und auch mit anderen Kindern. Oft ist das hyperaktive Kind nur auf der Flucht vor allen möglichen Berührungen.

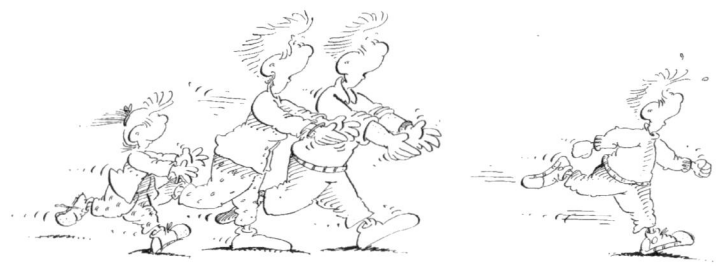

Bei unerwarteten Berührungen können Panikreaktionen folgen. Konzentrationsmangel oder unsoziales Verhalten nehmen hier häufig ihren Anfang (ebd., S. 59).

Um dem entgegenzuwirken, können dem Kind Gegenstände zum Spielen angeboten werden, die durch ihre Oberflächenbeschaffenheit auch Berührungsimpulse auslösen (Schaumstoffklötze, Styroporkugeln oder -bausteine, Holzbausteine, Stoffpuppen). Später können weiche Materialien (Schaum, Fingerfarben, Knete) bereitgelegt werden. Wichtig ist, daß das Kind die Berührung oder Herausforderung durch die Gegenstände selbst bestimmen kann. Muß das Kind angefaßt werden, ist Berührung von hinten zu vermeiden. Die Berührung sollte klar und eindeutig sein. Auf großflächigen und angekündigten Druck kann sich das Kind am besten einstellen.

Ist die gesamte Körperwahrnehmung über die Muskeln, Sinne und Tiefenempfindungen gestört, mangelt es dem Kind häufig auch an Selbstwahrnehmung und Selbstvertrauen. Der Bewegungsfluß ist gestört. Dies versucht das Kind oft durch optische oder bewußte Kontrolle auszugleichen, was den Abläufen häufig etwas Künstliches oder Verkrampftes gibt. So kann das Kind vorsichtig oder ängstlich werden, sich nur lang-

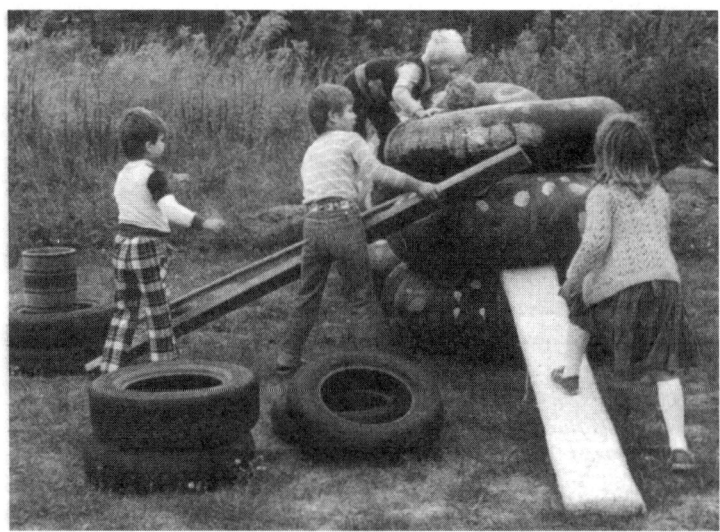

Foto: Miedzinski

sam bewegen oder gerade durch zuviel Kontrolle häufig stolpern. Kommt dazu noch ein Berührungsproblem oder eine Schmerzunempfindlichkeit, so kann es aus seinen Stürzen und Verletzungen wenig lernen. Auch die Konsequenzen der eigenen Handlungen, vielleicht sogar bei Verletzungen anderer Kinder, werden zuwenig wahrgenommen. So sind hyperaktive Kinder häufig grob, unangepaßt und auch unachtsam. »Es ist wichtig, daß diesen Kindern große Geräte angeboten werden, die ihnen ausreichend Widerstand entgegensetzen, so daß es eine verstärkte Rückmeldung seiner Tätigkeit erhält. Klettern, Tragen von großen und schweren Dingen, mit der Schaukel oder dem Rollbrett bewußt gegen Hindernisse stoßen (Kartons, Schaumstoffwand) ...« (Augustin 1988, S. 60f.).

Das hyperaktive Kind hat oft ein unzureichendes Raumempfinden. Es läuft mehr oder weniger ziellos herum und kann Gefahren, Entfernungen und räumliche Beziehungen nicht richtig einschätzen, da es auch seine eigenen Fähigkeiten nicht richtig einschätzen kann. Bewegliche und instabile Geräte locken an, aber verursachen auch Angst und Unsicherheit. Das hyperaktive Kind muß sich an ihnen versuchen können, am besten ohne Aufsicht und Zeitvorgaben. Ball- oder Angelspiele erfordern Haltung, Koordination und Konzentration auf die Tätigkeit. »Auch das Malen aus der Hängematte heraus mögen diese Kinder sehr gern. Während sie schaukeln, beschmieren sie den Boden unter sich, schwingen in alle Richtungen, hinterlassen Linien« (ebd., S. 62).

Wenn Eltern diesen Kindern Angebote machen, im Haus, im Garten oder im Hobbyraum, ist es wichtig, daß keine bewußten Hinweise, Kontrollaufforderungen oder gar Befehle gegeben werden, da diese sehr viel mehr stören als helfen. Wenn sich Kinder an Gegenständen des Alltags (Bällen, Rollen, Seilen, Kisten, Leitern, Reifen, Röhren, Matten, Stoffen, Kleidern u. ä.) versuchen, sie in Beziehung zueinander bringen oder sich selbst Bewegungsanlässe suchen, brauchen sie Zeit, Ruhe und ihre eigene Ordnung. Das Kind soll in einfachen Dingen handlungsfähig werden. Schreiben in Heften ist erst dann angebracht, wenn das Kind ohne verkrampfte Haltung mit Papier und Bleistift umgehen kann. Ergotherapeuten können schon sehr früh mit diesen Störungen von Kindern umgehen und gezielt helfen.

Um die jeweils verschiedene Problematik noch einmal im Zusammenhang zu sehen, folgen noch zwei Fälle.

1. *Fall:* Bettina

Bettina war lange Einzelkind und lebte mit ihrer Mutter. Seit die Mutter das zweite Mal geheiratet hat, hat Bettina einen Halbbruder. Vom 4. Lebensmonat an leidet Bettina unter Neurodermitis. Schon im Kleinkindalter sind ihre Koordinationsstörungen sichtbar. Auffällig ist ihre starke Impulsivität und Unruhe. In der Schule hebt sie sich ab, weil sie keinen Kontakt zu Gleichaltrigen aufbauen kann. In den ersten 2 Jahren kann Bettina sich nicht entscheiden, ob sie mit rechter oder linker Hand schreiben will. Es wird außerdem festgestellt, daß ihre Raum-Lage-Orientierung schwach ist. Auch die Körperkoordination ist mangelhaft, ebenso das Gleichgewichtsempfinden. Bettina benötigt besonders viel Hilfe und Ermunterung seitens der Lehrer. Ihre Konzentration hält nur kurz an, dann springt sie auf oder »hippelt« mit den Beinen. Bedingt durch die kurze Konzentrationsspanne und eine sehr schlechte Merkfähigkeit, gekoppelt mit einer Sprachfunktionsstörung, ist Bettina nicht nur im sozialen, sondern auch im fachlichen Bereich (trotz durchschnittlicher Intelligenz) stark auffällig.

2. *Fall:* Martin
(entnommen aus: Atzesberger 1986, S. 358f.)

Martin, (nach brieflichen Berichten der Mutter) Schüler in einer Grundschule, jetzt 3. Schuljahr, ist tief unglücklich, daß er wegen Rechenversagens nicht Klassenbester sein kann.

Lesen und Schreiben wurden sehr schnell erlernt und machen Spaß, auch der Sachunterricht macht dem Jungen große Freude. Er zeichnet sich durch großen Wissensdurst aus.

Rechnen machte im ersten Halbjahr durchaus Spaß, solange im ersten Zehner gerechnet wurde. Dann kam der Leistungsabfall »bei einer sehr ernsten und strengen Lehrerin«.

Aufgrund der Intervention von Martins Mutter erhielt er durch eine sehr bewährte Lehrerin in 2 wöchentlichen Verfügungsstunden Lernhilfe. Jedoch nach 6 Stunden war der Junge »total fertig« und weinte nur noch bei rechnerischer Beanspruchung. Dazu stellten sich Schlafstörungen ein, auch Asthmaanfälle, von »Depressionen« schrieb die Mutter außerdem.

Bei Beanspruchung der Schuljugendberaterin der Schule wurde der Junge einer privaten heilpädagogischen Schule überstellt, wo er sich seelisch erholen konnte.

Martin hatte Ende des 2. Schuljahres noch Schwierigkeiten bei Zehnerüberschreitungen. Nun kommen erst noch die großen Lernschwierigkeiten beim Einmaleinslernen hinzu …

Ich selbst interessierte mich für Martins Persönlichkeits- und Lernentwicklung, wozu ich folgende wichtige Informationen erhielt:

— Bei der Geburt Nabelschnur um den Hals (vermutlich Sauerstoffmangel).
— Erschwerte und leicht verzögerte Aufrichtung: Der Junge krabbelte nicht, sondern robbte und hielt dabei das rechte Bein steif.
— Beim Laufen mit 16 Monaten stolperte er häufig über Türschwellen und Bordsteinkanten.

- Beim Treppensteigen mit knapp 4 Jahren setzte er noch nicht beide Beine gleichmäßig auf, sondern zog das rechte Bein nach.
- Baldiges ausgiebiges Sprechen, jedoch mit fast 4 Jahren noch Lautersatz bei S-Lauten. Beispiel: Dabine für Sabine. Also Parasigmatismus.
- Eine EEG-Untersuchung soll als Befund etwas verzögerte Entwicklung und Bewegungsschwäche rechts erbracht haben.
- Vorschulische Aktivitäten:
  Martin malte sehr ungern und zeichnete undifferenziert. Feinarbeiten machen Schwierigkeiten, so besonders das Knöpfen und Schleifenbinden.
  Hatte auch zwischen 5 und 6 Jahren kein Verhältnis zu Mengen. Gezieltes Zählenlernen erbrachte ein häufiges Durcheinandergehen der Zahlwortreihe (Seriationsstörungen).
  Diese Lernunauffälligkeiten bewogen die Eltern, den Jungen vom Schulbesuch 1 Jahr zurückstellen zu lassen. Es erfolgte eine erfolgreiche Förderung in einem Schulkindergarten.
  Als Haupterschwernis sieht Frau P.: das ständige Davonziehen der Klasse im Rechnen und das immer umfänglichere Zurückbleiben des Jungen im Lernfortschritt. Wörtlich: »Die schulische Überforderung bei Rechenschwäche ist in ständiger Konkurrenz mit (dem) Fachmann und auch mit den Eltern, die ihrem Kind weiterhelfen wollen. Eine Unmenge Stoff bricht über einen herein.«

Zusammenfassung

1. In der frühen Kindheit sind vor allem die Entwicklung der Sinne und des Bewegungsapparates wichtig.

2. Störungen oder Beeinträchtigungen sind oft schon vererbt oder entstehen bereits während der Schwangerschaft oder Geburt. Dabei stehen von Anfang an Anlagen und Umwelteinflüsse in Wechselwirkung.

3. Bereits während der Schwangerschaft macht das Kind differenzierte Sinneserfahrungen (Stimmen, Töne, Geräusche, Berührungen).

4. Schon unmittelbar nach der Geburt nimmt das Neugeborene von sich aus Kontakte zu anderen Menschen auf. Dann ist es für seine Entwicklung wichtig, daß eine Bezugsperson durch Blicke, Berührungen und Sprache die Kontaktaufnahme beantwortet.

5. Für eine gesunde Entwicklung genügt nicht nur die Nahrungsgabe, sondern daneben sollte eine tiefe emotionale Zuwendung durch Zärtlichkeiten, Berührungen, Blickkontakte und Laute bestehen.

6. Die Entwicklung des Kindes erfolgt in einigermaßen nachvollziehbaren Schritten. Die jeweils nächsten Entwicklungsschritte können nur gemacht werden, wenn auch die jeweils erforderlichen Außenreize vorliegen. Das heißt, das Kind braucht sehr früh Dinge, die es sehen (Mobile, Farbreize, Bilder), hören (Rassel, Windspiele, Bezugsperson), greifen (Spielschnur, Klötze, Figuren), riechen (Nähe der Bezugsperson, Nahrung, Düfte), fühlen (Spielzeug) und schmecken kann (Nahrung, Mund, aber auch zur Unterscheidung von Gegenständen).

7. Wichtig sind später vor allem Bewegungsanreize zur Entwicklung der Grobmotorik, des Gleichgewichtssinns und der Tiefenwahrnehmung (Schaukeln, Wippen, Rutschen, Rollern, Rotieren, Schwimmen, Klettern, Balancieren) und noch später der Feinmotorik (Kneten, Formen,

Schneiden, Malen, Sandspiele, Schaufeln, Legen, Werfen, Fangen, Halten, Jonglieren usw.).

Dazu sind bereits komplexe Handlungen (Koordinationsleistungen) notwendig, die bei Beeinträchtigungen der Sinnesleistungen oder bei Teilleistungsstörungen des Gehirns oder einzelner Funktionen nicht ohne Probleme vollzogen werden können. Deshalb empfiehlt es sich für Eltern, wenn sie hier Probleme ihrer Kinder feststellen oder auch nur vermuten, einen Kinderarzt oder eine Beratungsstelle aufzusuchen. Wenn sich solche Entwicklungsprobleme nicht schon beim Laufen- oder Sprechenlernen zeigen, werden sie oft auf dem Spielplatz – durchaus auch im Vergleich mit den anderen Kindern – deutlich. Die meisten Kinder sind heutzutage sowieso in wiederholter Beobachtung des Kinderarztes, der oft Auffälligkeiten bei der Entwicklung im äußeren Verhalten oder Erscheinungsbild feststellen kann.

 Wichtig sind bei Problemen gezielte Hilfen, die oft neben dem Arzt den Ergotherapeuten, Psychomotoriker, Logopäden, Psychologen oder Lerntherapeuten notwendig machen. Angaben dazu kann der Hausarzt oder besser noch der Kinderarzt machen. Zu beachten ist, daß bei Störungen in früher Kindheit nicht gleich Medikamente verabreicht werden, sondern zunächst alle psychologischen, pädagogischen und bewegungstherapeutischen Hilfen herangezogen werden (vgl. auch Kinze in diesem Band). Reaktionen im Elternhaus sollten – auch bei offensichtlichen Problemen des Kindes – ruhig und gelassen erfolgen, denn durch hektisches oder sehr zielbezogenes Verhalten der Eltern können Schwierigkeiten oft erst entstehen oder auch verstärkt werden. Eltern sollten sich sagen, daß wir alle die eine oder andere Verhaltensweise an den Tag legen, die uns von anderen unterscheidet. Auch ist nicht ausgemacht, daß sich alle Reaktionen, die vielleicht in früher Kindheit auffällig oder unerwünscht sind, im späteren Alter zum Negativen wenden. Manch einer unserer Manager, Politiker oder Fernsehstars war – nach eigenem Bekunden – in seiner Kindheit »auffällig« und konnte später seine Andersartigkeit in persönlichen Vorteil oder in eine besondere Karriere ummünzen.

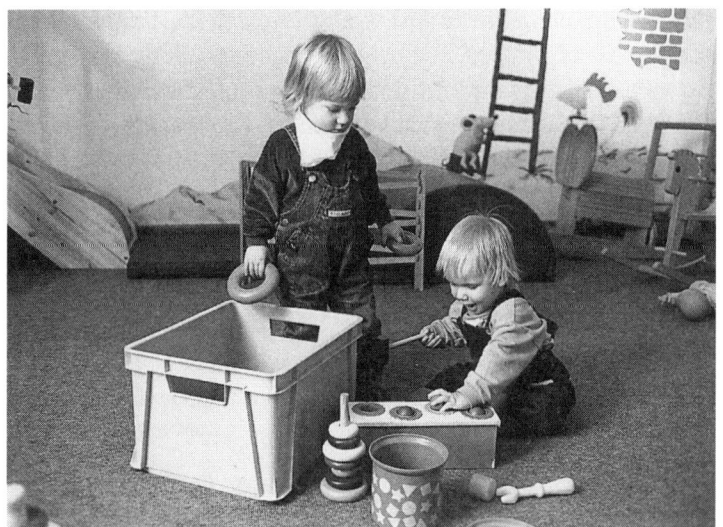

Foto: Michael Seifert

3. Vorschulzeit und Familienerziehung

In diesem Kapitel sollen vor allem Kinder in der Vorschulzeit genauer betrachtet werden. Dabei sollen im Anschluß an die kurze Vorstellung der Probleme die Erziehungsbedingungen und -möglichkeiten der Eltern im Mittelpunkt stehen. Damit soll nicht etwa unterstellt werden, Hyperkinese sei eine Folge elterlicher Erziehung. Trotzdem müssen Eltern auf ihre Kinder – zeigen sie nun erwünschtes oder unerwünschtes Verhalten – in irgendeiner Form reagieren. Ja, sie haben in der Regel schon einige Jahre mit ihnen in Interaktion gestanden, und die wechselseitigen Beziehungen sind vorgeprägt. So gibt es auch tiefenpsychologische Theorien, die das familiäre »Geflecht« als wesentliche Bedingung kindlicher Störungen betrachten. Nachdem im letzten Kapitel als theoretischer Hintergrund eher die »Teilleistungsstörung« beleuchtet wurde, soll jetzt einmal die tiefenpsychologische Sichtweise im Vordergrund stehen (für Interessierte zum Weiterlesen: Teilleistungsstörungen bei Ayres 1984).

Doch beginnen wir mit den Problemen dieser Kinder. Hyperkinetische Kinder zeigen in dieser Zeit häufig folgende Symptome (vgl. Döpfner/Sattel 1991):

Im Kindergarten	In der Familie treten meist die gleichen Auffälligkeiten zutage
– motorische Unruhe während des Freispiels – Aufmerksamkeit auf ein Spiel schwindet rasch – laufen im Gruppenraum umher – hantieren kurz mit Spielmaterialien – lassen sich von anderen Kindern leicht ablenken – bevorzugen laute Bewegungsspiele – stören durch ihr Spielverhalten andere Kinder – werden häufig von anderen Kindern abgewiesen – sind sprunghaft bei gemeinsamen Spielen – können kaum Planungen für ihr kreatives Spielen (etwa Bauen, Herstellen einer Sache) machen – entwickeln keinen »roten« Faden – wechseln beim Rollenspiel ständig die Rollen – Konstruktionen (Bauen) werden nicht zu Ende gebracht – bei Erwartungen von außen sinkt die Aufmerksamkeit noch mehr – bei beliebten Spielmaterialien hält die Aufmerksamkeit oft länger an	– die Kinder sind »umtriebig« – sie entwickeln stets neue Ideen, führen aber nichts zu Ende – beim Essen geben sie häufig Anlaß zu Auseinandersetzungen – manche zeigen zu Hause weniger Auffälligkeiten als im Kindergarten – viele sind gerade in Gruppensituationen leicht ablenkbar – viele Störungen zeigen eine hohe Stabilität über die nachfolgenden Jahre

3.1 Psychoanalytische Sichtweisen

Der Psychoanalytiker Stork (1993) glaubt nun, daß das hyperkinetische Verhalten nicht einseitig auf organische Ursachen zurückzuführen ist. Auch die Psyche und das Unbewußte würden bei diesen Vorgängen eine wichtige Rolle spielen. Dazu wurde unter seiner Leitung eine Menge von Fallmaterial gesammelt.

Bei Familienkonflikten kann sich die Symptomatik der Hyperkinese beim Kind einstellen. Wenn Kinder eingeengt werden oder unbewußt bestimmten Erwartungen gerecht werden müssen, kann das zu einer »Zappeligkeit« führen. Oft sind es gerade sehr schöne Kinder, »Traumkinder«, die die Mutter übereng an sich binden möchte. Daß bei der Mutterbindung eher der Sohn betroffen ist, liegt psychoanalytisch nahe. Mit der übermäßigen Wertschätzung durch die Mutter wird er zum Konkurrenten des Vaters. Diese starke Bindung oder »unheimliche Liebe«, die sich auf diese Weise zwischen Mutter und Kind entwickeln kann, steht der Selbstentwicklung des Jungen im Wege. Einerseits genießt es jedes Kind, im Mittelpunkt der Gefühle zu stehen und »verherrlicht« zu werden, andererseits braucht das Individuum einen Freiraum, in den hinein es sich entwickeln kann. Auch »Übertragungen«, also das Bearbeiten selbsterlebter Konflikte der Eltern, auf ihre Kinder, können die Ursache einer hyperaktiven Störung sein. Manchmal werden die Störungen sogar unbewußt erwartet, wenn das Kind frühkindliche Rollen der Eltern »nachspielen soll«.

3. Fall: Cecil

Cecil ist der Sonnenschein der Familie. Mit seinem Lachen in dem spitzbübischen Gesicht und seiner willigen, hilfsbereiten Art ist er für alle ein »süßer« Junge. Mit seinen 9 Jahren umgarnt er nicht nur Eltern, sondern auch seine Lehrerinnen. Dabei sieht man ihm häufig nach, daß er seine Schulkameraden neckt, den Unterricht durch mangelnde Selbstkontrolle stört, sich und andere ablenkt und dann unkonzentriert ist. In der Schule fiel er dadurch auf, daß er lautstark »Sprüche klopft«, vorgibt, alles zu können, alles ganz leicht findet, aber bei Leistungsnachweisen nichts mehr konnte. Da seine Gedächtnisleistungen sehr schlecht waren, kam es sehr schnell zu großen Lücken in fast allen Schulfächern. Die schon häufiger bemerkte Unruhe häufte sich, auch die Konzentrationsphasen wurden bei steigendem Anspruch geringer. Cecil blockt dann ab. Entweder ist alles zu leicht oder viel zu schwer. Er will sich auf keine Anforderung mehr einlassen, auch auf die Bearbeitung von Aufgaben, die er schon kann, läßt er sich nicht vertiefend ein. Cecil kompensiert seine ihm bewußten mangelhaften Leistungen dadurch, daß er als »lieber Junge« ständigen Kontakt sucht und viel schmust. Schon als Baby gab die Mutter ihren Beruf auf, da das Kind unausgeglichen und unruhig in ihrer Abwesenheit war.

Eltern wollen, verständlicherweise, ein nettes, liebes und freundliches Kind, das ihren Wünschen entgegenkommt und die Harmonie der Familie vervollständigt. Oft aber legen sie unbewußt dem Kind doch noch etwas anderes nahe, vielleicht um auch eigene, uneingestandene Probleme zu bearbeiten. Die Unangepaßtheit des Kindes führt zu einer großen Enttäuschung und meist zu einer Kränkung der ganzen Familie. Damit können Kinder ihre Eltern auch unter Druck setzen oder aber die Ungelöstheit der elterlichen Problematik signalisieren. Oft sind sie mit ihrem hyperkinetischen Verhalten der Dreh- und Angelpunkt des Familienkonflikts.

Wenn Kinder sich zu stark den Erwartungen der Eltern, in Hinblick auf ihre Selbstentwicklung, beugen müssen, suchen sie einen Weg der Befreiung, manchmal mit Gewalt. Oft »versteckt« sich der Konflikt sogar im motorischen Fehlverhalten, um unerkannt zu bleiben und die äußere Ordnung nicht zu stören. Dieser Konflikt könnte, in der unbewußten Vermutung der Familienmitglieder, zu einer unaufhaltsamen Katastrophe führen. Diese Angst ist offensichtlich größer als das »Leiden« des Kindes, das aber auch eine große Enttäuschung und Kränkung bedeutet. Deshalb sollte die Störung des Kindes therapeutisch möglichst schnell behandelt und weggenommen werden. »Die Eltern wünschen sich einen guten Doktor, der Medikamente, Diäten, Ratschläge gibt« (Stork 1993, S. 212).

Hier wird eine eindeutige Position vertreten, die Hyperkinese als psychischen Konflikt erklärt, der häufig darin besteht, daß eine sehr enge Beziehung zu dem gegengeschlechtlichen Elternteil besteht (Stork spricht von »Verklebung«). Diese vollständige Unterdrückung der Personwerdung aber führt zu einer aggressiven Gegenbewegung. So entstehen durch die gemeinsamen Harmoniebedürfnisse auch unbarmherzige Schuldgefühle, die zu neuen Aggressionen führen (vgl. Stork 1993, S. 226ff.).

Diese Aggressionen aber fordern Eltern immer wieder heraus. Selbst wenn sie »einsichtig« sind und die Verursachung der Probleme auch bei sich suchen, können sie die Erziehungssituation, von der Teile eben unbewußt sind, nicht überschauen. Für die konkrete Situation reicht die Aufklärung nicht aus. Die Kluft zwischen der alltäglichen Praxis, die zur Reaktion und zum Eingreifen herausfordert, und der tiefgehenden Reflexion über seelische Probleme und Zusammenhänge muß ungezählte Male überbrückt werden (vgl. Lehmkuhl 1988, S. 83f.). Das Wissen über die Ursachen befähigt noch nicht zum Handeln, und die erfolgreiche Handlung sagt noch wenig über die Ursachen.

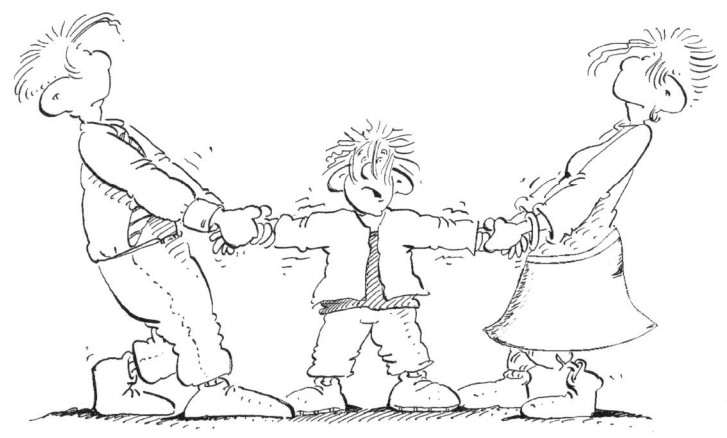

Aus einer anderen tiefenpsychologischen Richtung, nämlich von Alfred Adler, kommt der Hinweis auf die Unsicherheit der Eltern in der Erziehung. Gerade weil bestimmte Absichten oder Ziele unbewußt sind, geraten Eltern in Verwirrung. Folgen sind dann oft einseitige Erziehungsmethoden, entweder eine übertrieben autoritäre Haltung oder eine Bevorzugung oder Verzärtelung des Kindes. Erziehung sollte sich aber mehr nach den Bedürfnissen des jeweiligen Kindes als nach starren Regeln richten. »Wenn die Ehe unglücklich ist, bestehen für das Kind viele Gefahren. Die Mutter ist vielleicht nicht bereit, den Vater in das Familienleben mit einzuschließen; es ist auch möglich, daß sie das Kind ganz für sich alleine haben möchte. Wenn Kinder Unstimmigkeiten zwischen den Eltern entdecken, sind sie sehr geschickt darin, diese gegeneinander auszuspielen. Die erste Kooperation unter anderen Menschen, welche das Kind erlebt, ist die Kooperation seiner Eltern. Wenn ihre Kooperation schlecht ist, können sie nicht hoffen, ihm beizubringen, selber kooperativ zu sein« (Adler 1931, nach Lehmkuhl 1988, S. 85).

Um dem Kind helfen zu können, muß man einmal seine Umgebung kennen, in der es lebt, aber auch seine Innenwelt. Welche Vorlieben hat es, und wie steht es um sein Selbstvertrauen? Welche Mißerfolge hat es schon erlebt, und wie reagiert es innerlich darauf? Welche besonderen Begabungen und Leistungen stehen ihm zur Verfügung, und wie knüpft es soziale Kontakte? Welche inneren Bilder sind vorhanden, die in Erinnerungen, Gedanken oder Träumen wiederkehren?

Aufgabe der Erziehung ist vor allem die Vorbeugung gegen seelische Entwicklungsstörungen. Bei bereits eingetretenen Schäden wird die Therapie benötigt. Bei umfänglicheren Störungen wie der Hyperkinese sind die Beziehungen häufig schon verkrustet, zu oft sind Eltern und Kinder schon gegeneinandergeprallt. Das Selbstbild der Kinder ist oft schon abgewertet, sie fühlen sich unwert. Kinder mit Selbstbildstörungen verfallen immer wieder in heftige Wutausbrüche, bei denen sie jegliche Selbstbeherrschung verlieren. »Sie schlagen, beißen, treten und werfen nach allem ringsum; sie spucken, schreien und fluchen und begleiten all dies mit zusammenhanglosen, sinnlosen Schlägen nach Menschen und Dingen ohne ersichtlichen Grund« (Lehmkuhl/Lehmkuhl 1987).

Ein Kind, das in solchen Augenblicken jede Beziehung zu den Erwachsenen seiner Umgebung verliert, wird hemmungslos und destruktiv. In solchen Momenten sind Erzieher machtlos. Sie haben keine Autorität mehr, und auch die Furcht vor den Folgen scheint das Kind mehr zu schrecken. Auch Liebe und Freundschaft sind dann unterbrochen. Diese Notsituation erfordert direktes Einschreiten. Der Unterschied zwischen einem vernünftigen und einem strafenden Erzieher liegt darin, wie diese Nothandlung durchgeführt wird. »Der Erwachsene darf sich keine Gegenaggression leisten, auch kein Gramm mehr an Gegenkraft, als unbedingt erforderlich ist, um das angestrebte Ziel zu erreichen. Er muß ruhig, freundlich und liebevoll bleiben. Er wird mit ruhiger Stimme auf das Kind einreden, um die Wogen der Erregung zu glätten. Der Erzieher wird weder drohen noch beschuldigen, weder ermutigen noch beleidigen, weder verlocken noch bestechen« (Lehmkuhl 1988, S. 91). Eindeutiges, konsequentes Verhalten des Erziehers ist die wichtigste Voraussetzung für das Meistern der Notsituation.

Das Kind muß noch eine Möglichkeit haben, sein Selbstbild zu retten. Sind Situationen vom Kind nicht zu beherrschen, muß der Erwachsene sie entschärfen, damit das Kind keine Schuldgefühle behält. Dann können auch die Gespräche zu einem späteren Zeitpunkt wieder aufgenommen werden. Strafen sollten einen Bezug zum angerichteten Schaden haben und nicht sinnlos sein. Sie sollten Gelegenheit bieten, etwas Angerichtetes wieder gutzumachen. Das Kind sollte für sein gezeigtes Verhalten nicht abgelehnt werden, sondern allmähliche Einsicht in seine Handlungen gewinnen. An den Erzieher werden dabei hohe Erwartungen gestellt, da er einschätzbar und verläßlich bleiben sollte, auch wenn er mit Haß und Aggressionen attackiert wird.

Wichtig ist zu wissen, daß diese Kinder meist die Bedeutung von Strafen nicht richtig einschätzen können. Denn dazu müßten sie die gute Absicht der Erziehenden erkennen, die Strafe auf ein abgrenzbares Verhalten beziehen können und als verhaltenswirksam für spätere Situationen übernehmen. Das ist aber meist nicht zu erwarten. Wahrscheinlicher ist, daß die Gegenfeindseligkeit zunimmt, daß sie Vergeltung üben wollen.

Im Unterschied zwischen dem wünschbaren und dem leistbaren Verhalten von Erziehern liegt oft die Problematik. Eltern wissen oft sehr wohl, daß bestimmte Reaktionen nicht günstig sind, aber sie können oft einfach nicht mehr anders. Sie benötigen dann eine Verschnaufpause, die in einer solchen individualtherapeutischen Behandlung des Kindes durch den Psychologen liegen kann (vgl. Lehmkuhl 1988, S. 94). Eltern bleibt dann eher die Gestaltung des Alltags, eines Zeitraums, der auch viele Möglichkeiten enthält, in unbelasteten Situationen »Punkte zu sammeln«. Es muß allerdings darauf hingewiesen werden, daß nicht überall individualtherapeutische Hilfe angeboten wird. Aber es gibt auch verwandte Richtungen, deren Vertreter verständnisvoll reagieren.

3.2 Vorbeugende Familienerziehung

Wie bereits angedeutet, bleibt oft nur noch der Weg in die Therapie, wenn die Störungen der Kinder schon zu groß geworden sind und die wechselseitigen Beziehungen schon Reibungsverluste erlitten haben. Oft aber ist noch ein Weg offen, der auch von Verständnis und Mitgefühl geprägt ist und der zumindest neben oder nach den »dramatischen« Ereignissen gegangen werden kann. Wir beschäftigen uns also in der Folge mit Vorbeugung, Erziehung im Alltag, Begegnungsmöglichkeiten in eher ganzheitlicher Form. Dazu gehören die eher entlasteten Situationen des Alltags, das Wegschauen von den permanenten Konflikten, manchmal auch das systematische Suchen nach dem geglückten Bezug, den noch vorhandenen Quellen für Freude, Vergnügen und Lebenslust.

▶ Hinführung zu Motivation und Lebenslust

Zuwendung zur Welt und zu anderen Menschen geschieht oft nicht selbstverständlich, sondern muß durch Eltern und Erzieher angebahnt werden. Gerade wenn auch schon negative Erfahrungen gemacht wurden, ist der Aufbau alternativer, positiver Erfahrungen wichtig.

Kinder entwickeln in aller Regel Neugierde auf die sie umgebende Welt. Sie drängen darauf, Erfahrungen zu machen, selbständig zu werden, eigene Wege zu gehen. Viele Eltern empfinden diese Zeit der frühen Kindheit als besonders belastend und anstrengend. Zunächst müssen die Bodenvasen, Pflanzen und zerstörbaren Gegenstände weggeräumt, alle Treppen, Abgänge und Sturzgefahrmöglichkeiten verschlossen werden, spitze Gegenstände und Verletzungsgefahren verschwinden, und dann kommen noch Tausende von Fragen. Es wird wesentlich sein, wie Eltern oder Erzieher diese Zeit forcierter Neugierde bewältigen. Auch wenn es ihnen gelingt, trotz aller Herausforderungen, sich an der Orientierungslust ihrer Kinder zu erfreuen, müssen trotzdem vehemente Gefahrenherde aus dem Wege geräumt werden. Es wird zwar immer wieder aus anderen Kulturkreisen berichtet, daß sich Klein- und Kleinstkinder nicht an Messern verletzen, wenn sie diese ungeniert kennenlernen dürfen, trotzdem dürfte dies westliche Mütter kaum dazu veranlassen, ihre Besteckkästen dem Zugriff der Kleinkinder zu öffnen.

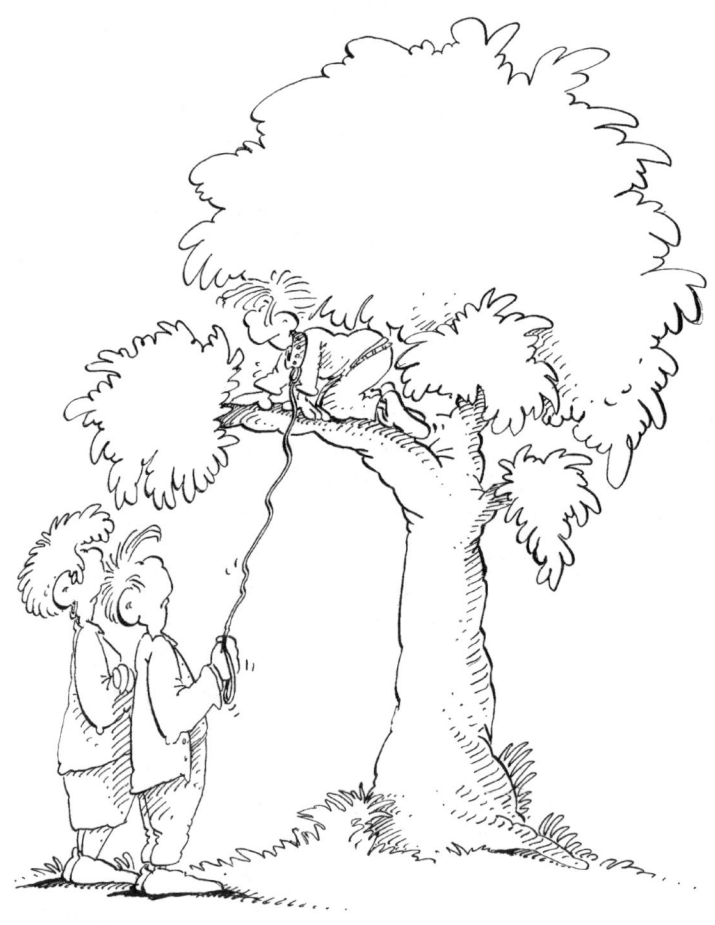

Die Zeit der Neugierde und der einsetzenden Selbständigkeit des Kindes erfordert von den Eltern eine Kombination aus Schutzvorrichtungen – in weiser Voraussicht der Lebensrisiken –, und einer der vorbereiteten Umgebung, an der entwicklungsentsprechende Erfahrungen gemacht werden können. Als Ersatz für das weggeschlossene Spül- oder Putzmittel braucht das Kind Behälter, Flaschen, Tassen, mit denen Erfahrungen mit Flüssigkeiten gemacht werden können. Das Interesse an den eigenen Exkrementen kann nicht durch Verbote gestillt werden, sondern durch »Ersatzobjekte« wie Lehm, Sand, Erde, Wasser, Kügelchen und Steine. Die Kombination von Erde und Wasser gehört zu den Primärerfahrungen von Menschen und kann durch kein Bild oder Medium ersetzt werden. Das Zerbröseln von Brot und Auflösen in Flüssigkeiten gehört zu den ersten naturwissenschaftlichen Erfahrungen und ist nur für ihrer Sinne entwöhnte Erwachsene unhygienisch oder ekelerregend. Das Verformen des Brötchens in Kügelchen, die anschließend auf den Fußboden fallen, vermittelt Grunderfahrungen der Erdschwerkraft, und das Werfen von Gegenständen soll nicht die Zerstörungswut zeigen, sondern Versuche, die unmittelbare Anziehungskraft zu überwinden.

Wir müssen also versuchen, die Tätigkeiten vom Kind her zu verstehen – häufig unmittelbar existentiell – und nicht von unseren verfeinerten Kulturvorstellungen, bei denen das Schneiden der Kartoffel und das Tunken des Brots oft schon einen Stilbruch bedeuten. Für viele erwünschte Erfahrungen der Kinder gibt es inzwischen Spielzeugangebote, bei denen allerdings beachtet werden muß, ob sie auch die Funktion erfüllen, die das Kind sich wünscht, und daß nicht zuviel Ablenkendes auf einmal angeboten wird.

Maria Montessori hat bei ihrer vorbereiteten Umgebung Kindern immer nur jeweils eine Sache zukommen lassen, die allerdings vom Kind frei gewählt werden konnte. Auch die Zeit der Beschäftigung damit war freigestellt. Wobei sie festgestellt hatte, daß Kinder sich teilweise lange und ganz versunken mit einer Sache beschäftigen. Immer wieder – bis sie dann plötzlich langweilig geworden ist. Kleinkinder mögen oft die bekannte und überschaubare Spielzeugkiste der Großeltern, die immer wieder – obwohl bekannt – neue Reize und Anforderungen bietet. Dazu muß das Spielmaterial begrenzt, aber auch variabel und vielseitig sein.

Kreativität ist nie abhängig von der Anzahl der vorhandenen Spielzeugangebote, sondern oft von der Einschränkung auf wenige Teile, die neu variiert werden. Steinchen auf dem Weg sind oft genauso interessant, weil überraschend, wie die buntesten Plastikchips, die eingeordnet werden sollen. Einen »Drachen« kann man auch aus gefundenen Blättern legen, und man braucht nicht die Ausschneidevorlage.

 Eine wichtige Funktion bei diesen Spielen, Orientierungsreaktionen, Erfahrungen und Aktivitäten haben die erwachsenen Bezugspersonen. Die Kinder sind sozial und in ihrer Identitätsbildung auf die Erzieher angewiesen. Gefällt etwas der Mutter, so gefällt es auch dem Kind, denn es ist im Bewertungsmaßstab von der Mutter abhängig. In der konventionellen Phase der Vorschulzeit orientieren sich Kinder in dem, was sie »gut« und »schlecht«, »schön« und »häßlich« finden, an ihren Eltern. Das bedeutet auch, daß ihnen spontane Neugierhandlungen, die die frühen Erfahrungen bestimmen, durch Erwachsene auch verleidet werden können. Wenn alles unsauber, unhygienisch, ekelerregend, unschicklich, anstrengend oder bedrohlich ist, wird das Kind dieses Urteil übernehmen, aber gleichzeitig seine Aktivität und Selbstentwicklung verlieren. Bestehen die Verbote generell, kann sich auch ein aggressives Gegenpotential bilden, das dann aber zu Schuldgefühlen führt und neue Regelüberschreitungen provoziert.

Noch anstrengender wird das Kind, wenn es seine motorischen Erfahrungen sammelt. Das Klettern auf Gerüste, Bäume, Felsen und Leitern ist gefährlich, vor allem wenn der Erwachsene nicht zu folgen vermag. Vielleicht sind seine motorischen Fähigkeiten ja bereits verkümmert. Die ersten Fortbewegungsversuche auf Roller, Dreirad, Fahrrad oder Rollschuhen sind meist mit Verfolgungsfahrten oder -läufen der Erwachsenen verbunden, denn das Gleichgewicht zu halten ist anfänglich eine komplizierte Angelegenheit. Erwachsene machen bei diesen Unterstützungsversuchen oft eine »schlechte Figur«, da die Hilfsversuche oftmals scheitern. Deshalb unterlassen viele Eltern derartige Bemühungen und freuen sich entweder über ihr ruhiges Kind oder überlassen motorische Erfahrungen dem Zufall.

Aufwendig sind auch erste Schwimmversuche mit Kindern. Schon Babys mögen das Element Wasser, weshalb auch Mutter-und-Kind-Schwimmen angeboten wird. Gibt es Gelegenheiten, dies in der Gemeinschaft zu tun, ist es meist sozial einfacher, ansonsten müssen Erfahrungen mit dem Element Wasser allmählich in der Familie erworben werden. Dies ist anstrengend und erfordert Engagement der Eltern, die sich vielleicht nicht mehr gerne in Badekleidung zeigen. An der Stelle des systematischen und kontinuierlichen Aufbaus dieser motorischen Fertigkeiten steht in unserer Zeit oft der feste Zeitraum. Bewegung findet »gebündelt« im Urlaub statt. Dies hat seine Logik in der Arbeitswelt der Erwachsenen, aber nicht im Bewegungsbedürfnis des Kindes. Plötzlich und ohne lange Vorbereitung soll es ständig und zusammenhängend im Freien sein, am Strand z. B., und sich dann nur noch bewegen. Dazu ist es heiß, die Gegend unbekannt, die Anreise war lang und beschwerlich, und das Essen ist ungewohnt. Vielleicht sprechen die anderen Kinder auch noch eine unverständliche Sprache.

Was für das Schulkind eine willkommene Abwechslung darstellen kann, bedeutet für das Kleinkind meist Streß und Enttäuschung. Es muß schon auf der Fahrt lange still sitzen, kann die Entfernung bis zum Ankunftsort nicht abschätzen, bekommt auf wiederholte Fragen ärgerliche Antworten und erlebt sich bald hilflos, angepaßt und entfremdet. Vorüber sind die Möglichkeiten, sich seine Umwelt selbständig zu erobern. Die Umwelt im Auto ist eng, unüberschaubar, fremd und fordernd. Kinder reagieren dann öft träge oder aggressiv. Dabei gibt es durchaus die Möglichkeit für Eltern, mit ihrem Kind

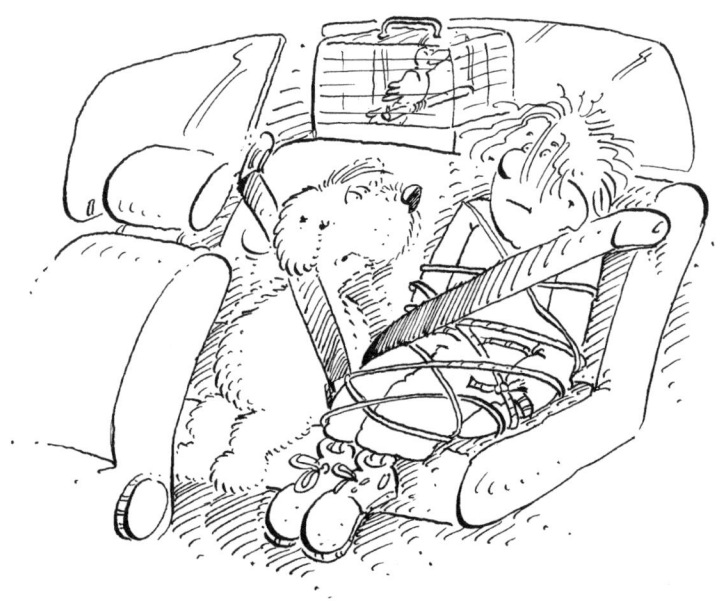

erst den Nahbereich zu erobern, Reisezeiten klein zu halten, häufigere Pausen einzulegen und eine Fahrtroute nach den vorhandenen Spielplätzen zu planen (Automobilclubs bieten solche Reiserouten an).

Urlaubsorte können allmählich fremder werden, Temperaturen erst vergleichbar und dann unterschiedlicher sein, Essens- und Wohnsituationen sich nach und nach verändern. Kinder brauchen – mehr als kognitiv kontrollierte Erwachsene – einen rhythmischen Wechsel von Ruhe und Dynamik. Sie können nicht alle Bewegungszeiten in eine bestimmte Zeitperiode legen und auch nicht Bewegungsbedürfnisse so lange kontrollieren und aufschieben. Sie können sich nicht – wie Erwachsene – vom gerade gebotenen Konsumangebot abhängig machen und alles »im Preis Inbegriffene« auch in Anspruch nehmen. Ihre innere Uhr läßt sich nicht einfach abstellen oder umstellen.

Die Berücksichtigung dieser Überlegungen erfordert Zeit, Verständnis und auch Verzicht von Erwachsenen und Erziehern, zu dem nicht alle bereit sind. Das Arbeitsleben fordert teilweise so viel von den Erwachsenen, daß sie neben ihrer Berufstätigkeit nicht die notwendige Zeit für die Aktivitätsangebote an ihre Kinder opfern wollen oder können und auch nicht auf ihre Urlaubs- oder Freizeitvorstellungen verzichten wollten. In einer konsumorientierten Zeit fühlen sich Eltern gegenüber Ehepaaren ohne Kinder häufig sowieso schon benachteiligt.

▶ Ausbildung geistiger und langzeitlicher Interessen

Zum Erscheinungsbild der Hyperaktivität gehört nicht nur die motorische Störung, sondern auch die Aufmerksamkeitsstörung. Dazu müssen wir erst einmal wissen, was »*Aufmerksamkeit*« bedeutet.

> »Robby kann sich im Kindergarten kaum 5 Minuten auf ein Spiel konzentrieren, er läuft umher, stört andere Kinder, stößt Bauklötze um oder zieht Mädchen an den Haaren. Auch wenn etwas vorgelesen wird, hält er es nicht lange aus, spricht dazwischen oder äußert Unmut. Aber wenn seine Lieblingssendung kommt, mit dem Action-Film, kann er eine halbe Stunde unbeweglich vor dem Fernsehschirm verbringen.«

Offensichtlich hat Aufmerksamkeit auch etwas mit dem Gegenstand der Betrachtung zu tun und ist nicht einfach eine austauschbare Verhaltensweise. Manchmal gibt es generelle Störungen, bei denen Kinder offensichtlich niemals ihre geistigen Kräfte auf einen Punkt lenken können. Daneben findet man aber auch Fälle wie Robby, der durchaus unterscheidet zwischen beliebten und unbeliebten Inhalten oder auch Tätigkeiten mit und solchen ohne Zuschauer. Aufmerksamkeit kann also teilweise erlernt werden, und zwar über die Ausbildung von Langzeitinteressen.

Auch für diese Ausbildung von Interessen ist das Elternhaus eine wesentliche Voraussetzung. Das Kind nimmt deutlich wahr, ob auch die Eltern eindeutig zuzuordnende Interessen pflegen. Der Vater, der sich nicht von seinen Tätigkeiten in der Freizeit abbringen läßt, oder die Mutter, die jede freie Minute nutzt, um auch ihr Eigenleben führen zu können. Der Einbezug der Kinder in diese Liebhabereien, sei es die Teilnahme an Bastelarbeiten, technischen Aufbauten, Sammelleidenschaften, aber auch das Erzählen von Buchpassagen, das Mithören von Musikstücken oder die allmähliche Hinführung zu einem Musikinstrument oder einer Sportart, sind wesentliche Markierungspunkte.

Kinder können sich für vieles interessieren, das ihre meist geliebten Eltern tun, sind aber auch sprunghaft und sporadisch, da ihnen oft die psychische Energie des Durchhaltens oder die Lust der geistigen Anstrengung noch fehlt. Insofern können die Beschäftigungen der Eltern nur Angebote sein, aber nie Verpflichtungen, gar in Pflichterfüllung oder Verantwortung: »Was du angefangen hast, mußt du auch zu Ende führen.« Damit werden beginnende Sympathien für eine Sache oder Tätigkeit schnell zerstört. Kinder sind vielseitiger in ihren noch bestehenden geistigen und körperlichen Möglichkeiten, sie können vieles, was Erwachsene nicht mehr können (z. B. Kurzzeitgedächtnis, vielseitige Wahrnehmung, motorische Geschicklichkeit beim Erlernen einer Sportart). Aber sie sind noch nicht spezialisiert und damit in der Lage, eine Tätigkeit besonders differenziert oder lang dauernd auszuführen. Sie müssen sich den Weg ihrer Spezialisierung und Kanalisierung noch offenhalten: anschauen, ausprobieren, erproben, auswählen und dann erst vertiefen.

Deshalb kommen eventuelle Entscheidungen für Hobbys der Eltern erst später, oft überraschend und gar nicht mehr erwartet. Aber eben freiwillig. Insofern ist es wichtig, daß Kinder in ihrem Elternhaus vielfältige Interessen, Beschäftigungen oder Lebensentwürfe erfahren. Dazu gehören auch die sozialen Kontakte der Eltern, durch die neue Menschen, neue Vorstellungen, andere Handlungen kennengelernt werden. Sind dann noch Kinder in etwa gleichem Alter da, ist das Lernen am Vorbild – die wohl wichtigste Lernform der frühen Kindheit – noch wesentlich erweitert. Gemeinsame Unternehmungen, Spiele, Tätigkeiten oder Abenteuer beleben den Alltag und lassen die emotionalen Beziehungen von Eltern und Kindern auch in neuen Formen wachsen.

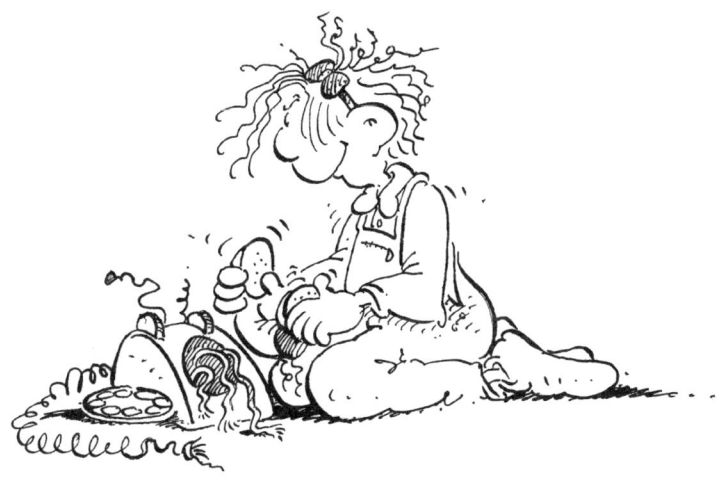

Um Interesse für das umgebende Leben zu gewinnen, bewußt durchs Leben zu gehen, muß zuerst die unmittelbare Umgebung der Wohnung, des Hauses, der Straße entdeckt werden. Die Lebensräume erweitern sich allmählich vom Nahen zum Fernen, und es ist ein Unterschied, ob die Umgebung nur als vorhanden oder gar bedrohlich oder aber als einladend und spannend erlebt wird. Interessant aber wird sie vor allem dann, wenn Eltern ihre Kinder für die unmittelbare Umgebung aufschließen, sensibilisieren. Die unterschiedlichen Autos auf der Straße, Pflanzen in den Gärten, Haustiere, Veränderungen durch Baustellen, Einkaufsmöglichkeiten, Nachbarn, aber auch Feste, Feiern, Sitten und Gebräuche geben der Neugierde Nahrung, aber auch dem Leben Struktur und Sinn. Wer diese Einbettung wegen des Verlusts von Bezugspersonen, häufigen Umzugs, verfeindeter Nachbarschaft, Desinteresse der Eltern, zu starker Bindung an feste Gewohnheiten oder die unmittelbare Wohnung nicht erleben durfte, dem fehlt später wahrscheinlich ein Stück innere Ordnung und selbstverständliche Gelassenheit.

▶ Spannung und Erwartung – Das Umgehen mit den eigenen Impulsen

Viele hyperaktive Kinder sind impulsiv, unüberlegt, können nicht abwarten. Diese Temperamentsunterschiede sind sicherlich zu großen Teilen angeboren oder in der frühen Entwicklung grundgelegt.

Trotzdem spielt in den Wechselprozeß von Geduld und Ungeduld, Abwarten und Antreiben zwischen Eltern und Kindern auch das Umgehen mit den eigenen Impulsen hinein. Es gibt so etwas wie ein emotionales Klima in der Familie, das einerseits von Ruhe, Gelassenheit und Wertschätzung oder aber auch von Hektik, Anspannung und latenter Aggressivität getragen sein kann.

Das beginnt meist schon mit den einfachsten Verrichtungen. Die morgendlichen Zeiten im Badezimmer können selbstverständlich vereinbart, abgesprochen, rücksichtsvoll sein oder hektisch, konkurrenzorientiert, wer zuerst da sein darf, und laut. Jeder muß seinen Raum, seine Zeit und seine Ruhe haben, als grundlegende Form der Anerkennung. Manche Eltern fühlen sich ständig »getrieben«, die Aktivitäten ihrer Kinder zu überwachen, zu kontrollieren und möglichst zu dirigieren.

Fallbeispiel:

Auf dem Spielplatz tummeln sich zwei Kinder im Vorschulalter. Während das eine sich in Ruhe die verschiedenen Spiel- und Kletterangebote betrachtet, teilweise ausprobiert und sich schließlich für eine Schaukel entscheidet, versucht die Mutter des anderen Mädchens, dem Kind die verschiedenen Geräte verbal nahezubringen. Sie geht mit dem Kind von der Sandkiste zu den Wippen, zu den Schaukeln, zum Karussell und zu dem Kletternetz, das zu dem Blockhaus auf den etwa 2 m hohen Pfählen führt. Alles wird genau erklärt, wobei die Vorzüge der Geräte erwähnt werden, aber auch in bestimmter Form auf die Gefahren aufmerksam gemacht wird. Während die Mutter des ersten Kindes inzwischen auf einer Bank Platz genommen hat und in Ruhe ein Buch aus der Tasche holt, ihr Kinder immer aus dem Winkel des Auges beobachtend, ist die zweite Mutter restlos beschäftigt. Ihr Drang, alles Vorhandene gleichsam durch die eigene Erklärung zu veredeln, aber auch alle notwendigen Erfahrungen schon warnend vorwegzunehmen, füllt sie vollkommen aus.

Während das erste Kind inzwischen die Mutter zu sich herangerufen hat, um sich auf der Schaukel einmal kräftig

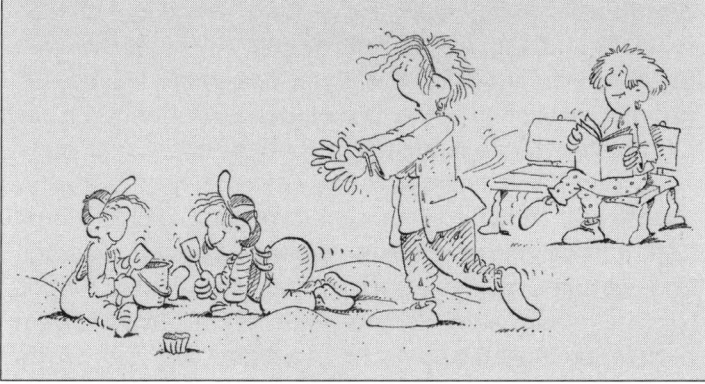

anschubsen zu lassen und nun voller Freude ein Lied vor sich hin trällert, versucht das andere gerade das Kletternetz zu überwinden, um in das Blockhaus zu kommen. Die Mutter steht in unmittelbarer Nähe des Kindes, ständig bereit, gegebenenfalls eingreifen zu können, und gibt wohlmeinende Ratschläge, aber auch Warnungen, wie der nächste Schritt im Netz nach oben angesetzt werden könnte, aber auch Gefahren vermieden können. Das Kind bewegt sich vorsichtig und etwas ruckartig, als würde es jeden Impuls der Mutter zunächst im eigenen Nachdenken prüfen und dann erst in die Handlung umsetzen. Der Bewegungsablauf im ganzen wirkt dadurch eher unrhythmisch und abgehackt.

Dem ersten Mädchen ist inzwischen das Schaukeln zu langweilig geworden, und so versucht es sich im Klettern an den Felsen eines Brunnens, wobei es sich offensichtlich viel zugemutet hat. Trotzdem akzeptiert die Mutter kommentarlos die Entscheidung des Kindes, stellt sich aber sicherheitshalber an den Fuß der Steine, um gegebenenfalls eingreifen zu können. Es dauert auch nicht lange, da bittet das Mädchen um die Hand der Mutter, um ihr beim Erklimmen des nächsten Steinbrockens zu helfen. So wird dieses Hindernis ohne Schwierigkeiten gemeistert. Das zweite Kind hat inzwischen die hohe Plattform des Blockhauses erreicht und ist damit aus der Reichweite der Mutter. Tapsend und etwas unsicher erobert es sich die durch ein Holzbalkengeländer gesicherte Fläche, auf der das Häuschen steht. Die Mutter wird nun durch die ungelenken Bewegungen des Kindes, aber wohl mehr noch durch die fehlenden Eingreifmöglichkeiten immer unsicherer. Beinahe ohne Unterbrechung gibt sie dem Kind nun Verhaltenshinweise, die vor allem von Geboten und Verboten bestimmt sind. Jeder Schritt des Kindes wird von einer Aufforderung begleitet, die hinwiederum die Bewegungsabläufe fahriger werden läßt, als müßte jede einzelne Bewegung noch einmal kognitiv überprüft werden. Diese Wechselwirkung mütterlicher und kindlicher Unsicherheiten läßt die Mutter immer ängstlicher werden. Selbst traut sie es sich offensichtlich nicht zu, über das Netz zu klettern, deshalb versucht sie, das Kind wieder zu sich auf den Erdboden zu locken. Dieses Ansinnen stößt auf wenig Gegenliebe beim Kind, das wohl seine Besteigung der »Burg« erst einmal genießen möchte.

Diese Verweigerung aber bietet erst den richtigen Ansporn für die Mutter, ihre verbale Attackenfolge noch zu steigern. In einem Gemisch von Versprechungen, Schmeicheleien, Verboten und Drohungen versucht sie, ihr Kinder wieder zu sich zu holen. Als sie Belohnungen in Form von Süßigkeiten und Eis verspricht, stellt sich allmählich der Erfolg ein. Das Kind klettert vorsichtig rückwärts, ständig begleitet von mütterlichen Hinweisen, wieder auf den Erdboden zurück. Dort angekommen, mahnt es gleich die versprochenen Süßigkeiten an. Die Mutter greift in ihre Tasche und bietet dem Kind einen Müsliriegel an. Offensichtlich gehörte der aber nicht dem Repertoire der versprochenen Süßigkeiten an, oder das Kind hätte etwas anderes bevorzugt. Jedenfalls reagiert es erst einmal enttäuscht und unwillig. »Dann bekommst du eben gar nichts«, antwortet die empörte Mutter und zieht mit ihrem heulenden Kind an der Hand von dannen.

Das erste Kind hat inzwischen nahezu den Gipfel des Felsenturms – stets bei zurückhaltender und hilfsbereiter Beobachtung der Mutter – erreicht und möchte sich von oben in die Arme der Mutter stürzen. Dies allerdings erscheint ihr zu gefährlich, weshalb sie dem Kind ein Stück entgegenklettert und ihm hilft, einen festen Standpunkt ein Stück unterhalb der Spitze zu erreichen. Wieder am Boden angekommen, breitet sie wortlos die Arme aus, und das Kind springt fröhlich jauchzend hinein. Trällernd ziehen sie von dannen.

Das Beispiel soll deutlich machen, daß Bewegungen, Impuls-
kontrolle, Aufmerksamkeit, positive Gefühle und Eltern-Kind-
Beziehungen in wechselseitiger Abhängigkeit voneinander
stehen und daß das »Familien«- oder »Erziehungsklima« sehr
wohl Auswirkungen auf Bewegungsabläufe und psychische
Kontrollen haben kann. Für Kinder ist es wichtig, Erfahrungen
selbst machen zu können, aber auch deren Tempo, Einteilung
und Ablauf nach eigenen Bedürfnissen steuern zu können.

Das Suchen nach Erfahrungen, das Erleben von kleinen
Abenteuern, die Wahrnehmung des eigenen Körpers und die
Bildung der Identität durch die Einordnung der Erfahrungen
und Wahrnehmungen als eigene erfordern die Aktivität und
Aufmerksamkeit des Kindes. Dazu werden Spannungen aufgebaut und Kräfte verbraucht. Nur wenn diese Erlebnisse als
eigene erfahren und registriert werden können, können auch
die begleitenden körperlichen und emotionalen Gefühle
wahrgenommen werden. Dann verlangt die Phase der Anspannung oder Aktivität nach einer der Entspannung und
Ruhe. Kinder, die die Aktivität und Anstrengung erleben, werden auch eher Gefühle der Müdigkeit, der Suche nach Ruhe
und Entspannung bei sich merken können. Auch dazu muß
Raum und Verständnis in der Familie dasein.

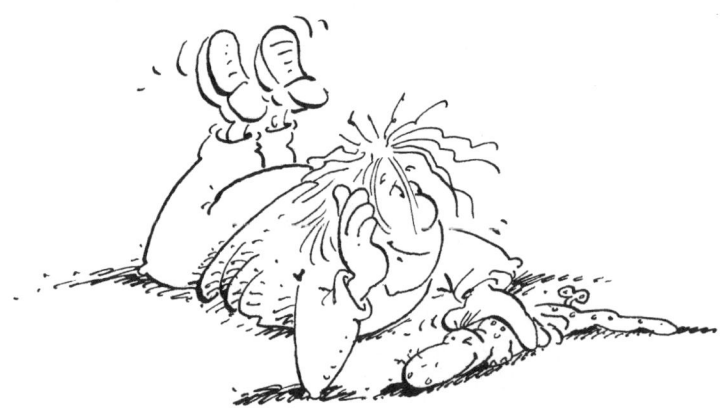

Auch für Vorschulkinder ist es schon wichtig, einen Ort zu haben, an den man sich zurückziehen kann, der der ständigen Kontrolle entzogen ist, der Möglichkeiten zum »Versinken«, zum »Dösen« oder zum Phantasieren bietet.

Aufmerksamkeit und Dösen, Spannung und Entspannung, Toben und Ruhe, Wachsein und Schlafen sind die untrennbaren Seiten des Lebens und müssen zugelassen werden. Ständige Hektik ist von Kindern ebensowenig zu ertragen wie gleichgültige Schläfrigkeit, die bisweilen von Erwachsenen an den Tag gelegt wird.

Aus meinen Therapien weiß ich, daß es Kinder gibt, die sich nie elterlicher Kontrolle entziehen können und dürfen. Das geht so weit, daß Väter verbieten, daß Kinder ihr Zimmer abschließen. In einem Fall hat ein Vater die Tür des Kinderzimmers eingetreten, weil das Kind nicht freiwillig öffnen wollte. In einem anderen Fall durfte die Toilettentür nicht zugemacht werden, weil »eine Familie keine Geheimnisse voreinander hat«. Welche Ängste oder Kontrollbedürfnisse müssen hier in den Köpfen der Eltern geistern, wenn sie ihr Kind auch nicht minutenweise aus den Augen lassen dürfen. Und welche Ängste müssen in den Köpfen von Kindern aufgebaut sein, die nur bei geöffneter Schlafzimmertür oder bei Licht einschlafen können.

Das Wechselspiel von Aktivität und Passivität, von Anstrengung und Ruhe ergibt sich aus den großen Zeitrhythmen der Jahreszeiten, von Tag und Nacht, von Arbeit und Entspannung. Es führt aber auch in kleine Einheiten von Konzentration und Kontemplation und in zielgerichtete Aufmerksamkeit und Wahrnehmung des Ganzen, von Vordergrund und Hintergrund. Wie im Bild einer optischen Täuschung sehen wir einmal den Gegenstand hervortreten und dann wieder das Ganze, das den Gegenstand »verschluckt«.

So wissen wir aus neuesten hirnphysiologischen Untersuchungen (Marcus/Rothenberger 1994), daß bei hyperkinetischen Kindern dieser Wechselprozeß von Aufmerksamkeit auf einen Reiz und Ausschaltung der anderen Einflüsse und dann Ausführung einer Handlung unter Ausblendung von Außenreizen, also das Umschalten von Zuwendung auf Abwendung, nicht situationsadäquat »funktioniert«. Es ist zu vermuten, daß dieser Rhythmus von Konzentration auf einen Punkt und Einbeziehen des Ganzen, von Überlegung und Handlung, von Impuls und Ausführung, von Sprechen und Handeln, von Aktivierung und Rezeption in die größeren Zusammenhänge und Lebensrhythmen eingefügt ist und in der Lebensentwicklung der frühen Kindheitsjahre mitbestimmt wird.

▶ Zeit und Gewohnheit

Hyperkinetische Kinder wirken häufig angetrieben, ruhelos, so als hätten sie keine Zeit. Ständig sind sie in Bewegung, müssen immer etwas Neues beginnen, ohne das vorherige beendet zu haben. Oft erinnern sie an kindliche »Manager«, für die Zeit Geld bedeutet, auch wenn sie häufig – zumindest aus der Sicht der Erwachsenen – Unsinniges fabrizieren. Manchmal scheint es so, als müßten sie vieles gleichzeitig tun; sie versuchen, anständig zu essen, gleichzeitig achten sie auf den Vogel vor dem Fenster und wollen vielleicht im nächsten Moment der Schwester noch einen »Schubs« verpassen. Viele Kinder mit diesem Symptom brauchen ausgesprochen wenig Schlaf, so als würden sie etwas versäumen, wenn sie schlafen, und sind in ihren Wachzeiten oft überdurchschnittlich aktiv. Zeichen ihrer »Aktivität« sind oft an ihren Spiel- oder Wohnplätzen abzulesen, die häufig ein heilloses Durcheinander offenbaren.

Wie kann Umgehen mit der Zeit erlernt oder verbessert werden, welche Zusammenhänge bestehen zwischen kindlicher Entwicklung und Zeit? Kann das Umgehen mit der Zeit erlernt und eventuell unterstützend oder präventiv auf hyperkinetische Kinder wirken? Um dieser Frage nachzugehen, beschäftigen wir uns eine kurze Zeit mit kindlicher Zeit. Bei

Kindern unterscheidet sich noch viel mehr als bei Erwachsenen die psychologische von der chronologischen Zeit. Das bedeutet, daß Zeit – entgegen der rein metrischen Zeitmessung – einmal schneller und einmal langsamer vergehen kann. Die Autofahrt in den Urlaub zieht sich für Kinder endlos hin, und die Geburtstagsfeier verläuft im Flug. Aber auch der Alltag zeigt solche Unterschiede: Das Warten beim Einkaufen wird schier unüberwindbar, beim Zahnarzt kommt man viel zu schnell dran. Das Kind kann in Tätigkeiten versinken, in denen es jede Zeitempfindung verliert. Das Spiel, in das sich das Kind »verloren« hat, läßt das Nachhausegehen oder das Essen oder das Zubettgehen vergessen. Für spätere Konzentrationsleistungen ist das Ausschalten von Zeitempfindungen wichtig und wird im Spiel des Kindes geübt.

Viele Eltern aber gehen unachtsam oder gedankenlos mit der Zeit von Kindern um, als bedeute sie nichts oder wäre der willkürlichen Verfügung der Eltern anheimgegeben. So werden viele Kinder – ohne Rücksicht auf ihre momentanen Beschäftigungen – etwa lautstark zum Essen gerufen und müssen dem Befehl unmittelbar Folge leisten. Kein Hinweis auf das bevorstehende Mittagessen, auf die notwendige Pünktlichkeit der Eltern oder auf die Zeitplanung wurde dem Kind gegeben, der ihm hätte helfen können, seinen Ausstieg aus der Beschäftigung langsam vorzubereiten. Eigentlich wird kindliche Zeit von vielen Erwachsenen als vergeudete Zeit betrachtet.

Bei gemeinsamen Vorhaben, etwa Autofahrten, Spaziergängen, Einkäufen, Aufführungen, Besuchen, werden Kinder im dunkeln über die voraussichtlich notwendigen Zeiten gelassen, bzw. die Zeitabläufe werden nicht strukturiert, etwa durch Hinweise auf die überstandene Hälfte der notwendigen Zeit, auf plötzliche Veränderungen, Verschiebungen oder Abbruch von Vorhaben. Kinder können Zeitspannen schlecht vorhersehen, einplanen oder strukturieren, aber es wird ihnen auch wenig dabei geholfen. Viel näher liegen dann elterliche Klagen über die Quengeleien der Kinder, dirigistische Erziehungsmaßnahmen oder gar Strafen. Kinder erleben Zeit situativ und sehen sie nicht so funktional wie Erwachsene, etwa daß man eine bestimmte Anfahrtszeit »investieren« muß, um ein schönes Urlaubsziel zu erreichen. Die Zeiten stehen nebeneinander, die Anfahrtszeit und die Urlaubszeit, auch weil die erwarteten Urlaubserlebnisse vorstellungsmäßig nicht so vorweggenommen werden können wie bei Erwachsenen. Deshalb muß auch für die Reise etwas Attraktives mitgenommen werden, etwa ein Spiel, ein Vorlesebuch, eine Cassette fürs Autoradio, Stofftiere, Kuschelkissen, Puppen, Bausteine u. ä. Vielleicht darf auch die Urlaubsreise für Kleinkinder einfach nicht zu weit sein, um sie nicht zu überfordern, zumal die Urlaubsgegend für sie weniger wichtig ist als die zur Verfügung stehende Spielzeit mit dem Vater, besondere Tätigkeiten wie Schwimmen und Planschen oder neue Bekanntschaften mit Haustieren u. ä.

Pflichten, die Zeit erfordern, sollten so im Tageslauf angeordnet sein, daß nach der Pflicht eine angenehmere Tätigkeit »winkt«. Hier gilt Großmutters Prinzip: Erst die Arbeit, dann das Spiel. Wenn die Pflichtzeit etwas länger ist, kann sie durch Unterbrechungen aufgelockert werden. So kann nach jeder erreichten Zwischenstufe das Ergebnis oder der Teilerfolg bestätigt werden, eine kleine Spielphase eingebaut werden oder eine kleine Belohnung erfolgen. Auch damit wird Zeit strukturierter.

Für alle Kinder, vor allem aber für unruhige und eher fahrige Kinder, sind feste Zeiteinteilungen und Rituale wichtig. Das morgendliche Aufstehen, die Frühstückszeit, der Kindergarten oder die Spielzeit, das Mittagessen, die Kaffee- oder Kakaozeit, das Abendbrot und die Zeit des Zubettgehens gliedern den Tag in feste Abschnitte und helfen, grobstrukturierte Zeiteinteilungen nicht nur kognitiv, sondern auch emotional und körperbezogen zu erfahren und zu erlernen. Die unterschiedlichen Gefühle, die sich mit den Ereignissen des Tages verknüpfen, auf die man sich freuen kann oder die auch Unbehagen bereiten, wie das Zubettgehen, bestimmen zunehmend

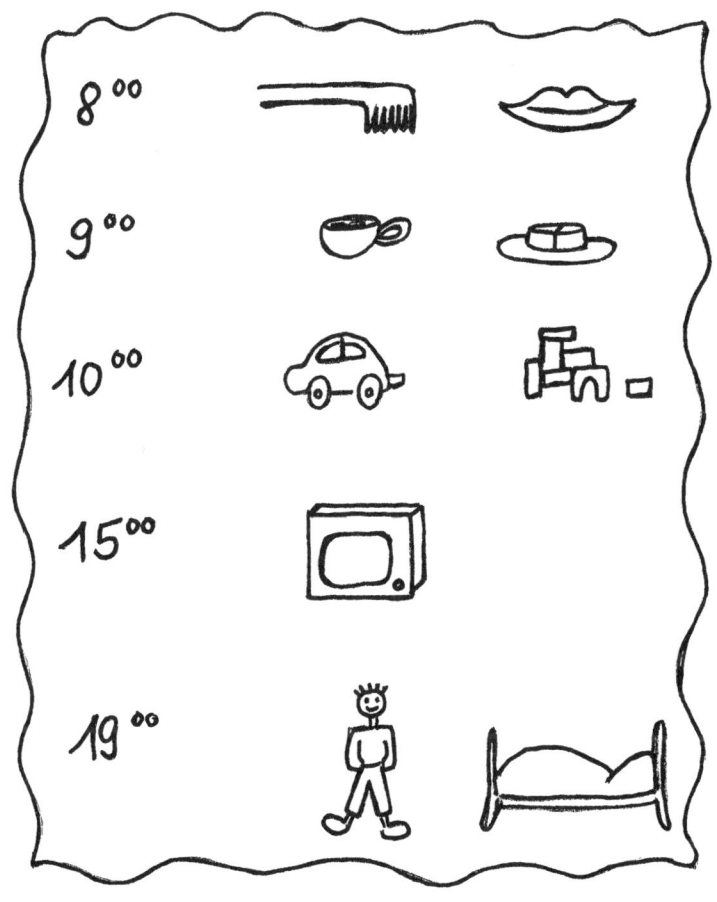

den Rhythmus des Tages und werden auch physiologisch, etwa durch den Wechsel von Nahrungsaufnahme, Verdauung und Hungergefühlen, im Körper verankert. Wir wissen heute, daß das Verhalten und die Motorik auch stark von endokrinologischen, hormonellen und biochemischen Vorgängen im Körper beeinflußt werden, deshalb ist ein geregelter Zeitrhythmus mitbestimmend.

Viele Kinder, gerade solche mit Schwierigkeiten bei der Umstellung von Aktivität auf Ruhe, brauchen neben der zeitlichen Zäsur noch eine Umstellungsfrist. Wie es bereits für die Umstellung vom Spiel auf das Mittagessen beschrieben wurde, gilt es noch viel mehr für die Zeit vor dem Schlafengehen. Hier sollte, um Aufregungen und mühsame Diskussionen schon im vorhinein einzuschränken, das tägliche Ritual ziemlich gleichbleiben. Da nicht alle unterschiedlichen Bedingungen und Gepflogenheiten berücksichtigt werden können, folgt im Anschluß ein Beispiel, das aber bestenfalls exemplarischen Wert haben kann.

- Vor dem Abendessen (oder am Nachmittag): Spielen oder Beschäftigung im Freien, um genügend frische Luft aufzunehmen.
- Abendbrot: Ernährungsphysiologisch ausgewogen, vor allem nicht zu viele schwerverdauliche Speisen. Ausreichend Getränke zum Essen, die nicht zuviel Zucker enthalten.
- Gelassene und ruhige Atmosphäre beim Essen. Problematisch scheint es, wenn hier die »Abrechnung« über die »Missetaten« des Tages erfolgt und Erziehungsexempel statuiert werden.
- Nach dem Abendessen: beliebte Tätigkeit, etwa Spielen, Bauen, Malen, Cassettehören oder Fernsehen, die keine zu lange Zeit in Anspruch nimmt und noch zu einem vorläufigen Ende geführt werden kann. Alle »offen«bleibenden Beschäftigungen, die keinen Abschluß finden können, verlangen viele psychischen Kräfte des Loslassens und führen teilweise zu Frustrationen.
- Fertigmachen zum Schlafen: Dazu gehören die Körperhygiene, das Finden des bereitliegenden beliebten Schlafanzugs und das Aufsuchen des Betts.
- Vorlesegeschichte oder Erzählung: Um die Entspannung des Körpers und die Konzentration nach innen zu fördern, sollte eine ansprechende Geschichte vorgelesen

oder erzählt werden. Sie darf durchaus spannend sein, um die Aufmerksamkeit zu fesseln, und sollte anschaulich sein, um auch Phantasiebilder für die Phase des Übergangs vom Wach- zum Schlafzustand zu liefern. Wichtig ist auch hier, daß sie ein zumindest vorläufiges Ende findet und für eine Lösung nach der Spannung sorgt. Je aufregender die Geschichte ist, um so klarer müssen sich die Verwicklungen lösen und zu einem guten Ende führen. Die Harmonie am Schluß der Geschichte dient nicht der Beschwichtigung, sondern der Angstvermeidung und der moralischen Erziehung zur Unterscheidung von Gut und Böse.

- Verabschiedung von den Lieben: Da Kinder noch nicht zukünftige Ereignisse so gut antizipieren können wie Erwachsene, bedeutet für sie der Schlaf auch einen größeren Abschied von den Geschwistern, Eltern u. a. als für Erwachsene. Vielen Kindern fällt es ausgesprochen schwer, »das Bewußtsein loszulassen«, da sie fürchten, böse Tiere oder Menschen könnten während des Schlafs etwas mit ihnen anstellen. Aus diesem Grund fürchten viele Kinder auch die Narkose im Krankenhaus. Sie müssen wissen, daß ihre Lieben um sie sind, sie beschützen und während des Schlafs nichts Unvorhergesehenes passiert. Das Verlangen vieler Kinder nach Gruselgeschichten deutet darauf hin, daß diese Ängste vor geheimen Mächten bereits in ihnen sind und sie durch das Ansprechen bzw. die Verdinglichung und die nachträgliche Lösung in der Geschichte hoffen, von diesen Ängsten befreit zu werden.

- Kuscheltiere, Schmusedecken, Maskottchen: Für Kinder haben diese Gegenstände eine hohe Bedeutung und tragen zur Beruhigung bei. Einerseits ist das Denken der Kinder in dieser Altersstufe noch magisch getönt, d. h., nicht alles Geschehene kann logisch erklärt werden. Deshalb brauchen Kinder auch Helfer, um magische Einflüsse von außen abzuwehren, bzw. Partner für heikle Lebenssituationen. Kuscheltiere und Schmusedecken, die meist so alt sind wie das Kind selbst, haben in den ersten Monaten geholfen, die Abwesenheit der Mutter und damit Frustrationen auszugleichen (»Übergangsobjekte« nach Winnicott). Sie sind allmählich ein wesentliches Element für das Leben des Kindes geworden, teils außen und teils innen. Deshalb dürfen sie auch nicht weggeworfen, manchmal nicht einmal gewaschen werden, um »ihre Kraft« nicht zu verlieren. Für Kinder mit Problemen sind solche Kuscheltiere oder Maskottchen oft die einzigen »Außenstehenden«, mit denen sie all ihre Sorgen und Probleme besprechen, haben also einen »hohen« Vertrautheitswert. Sie können trösten, beruhigen, zuhören, aber auch stark und mächtig sein. Sie sind es auch, die das Kind am nächsten Morgen als erste wieder begrüßen und in den neuen Tag hineinführen.

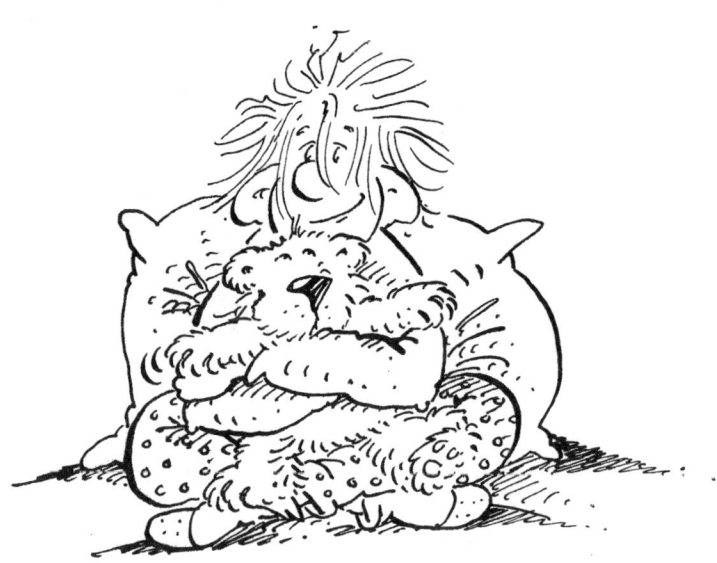

▶ Das Miteinanderumgehen und das Selbstwertgefühl

Oft ist durch die vielen Auseinandersetzungen – gerade bei problematischen Kindern – das Familienklima schon so beeinträchtigt, daß gegenseitige Anerkennung nur noch schwer möglich ist. Die Eltern sind für die Störungen und Probleme des Kindes schon übersensibilisiert und warten manchmal richtig darauf, und das Kind kann die Reaktionen der Eltern schon vorhersagen. Trotzdem setzen Miteinanderleben und vor allem Erziehung gegenseitige Wertschätzung voraus, denn jeder Mensch braucht ein Selbstwertgefühl, um sich nicht aufzugeben. Kann das Selbstwertgefühl aber nicht in positiven Umgangsweisen aufgebaut werden, muß es widrigen Umständen oft »abgetrotzt« werden. Das heißt, Aufmerksamkeit und Anerkennung werden durch negativ bewertete Ereignisse erzwungen, die Wahrnehmung der Person durch nicht übersehbare Ereignisse realisiert. Wenn die Fremdbewertung, z.B.

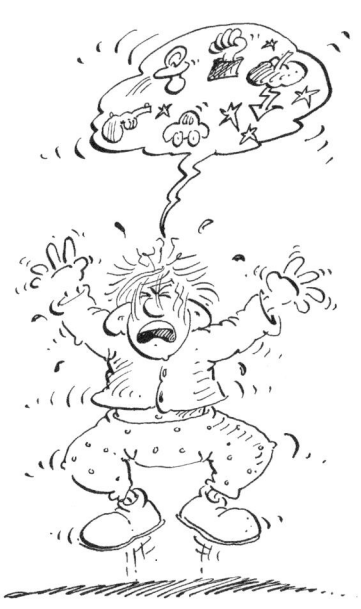

problematisch oder gestört zu sein, schon in die Eigenbetrachtung des Kindes übergegangen ist, wird häufig ein Teufelskreis von äußerlich »boshaften« Handlungen des Kindes und negativen Reaktionen der Eltern heraufbeschworen. Alle Ansätze einer gegenseitigen Wertschätzung werden damit untergraben.

Umgekehrt kann ein positives soziales Klima in der Familie schon früh beginnen. Dazu gehört das Maß an Freiheit und Selbstbestimmung für kindliche Verhaltensweisen, von dem an anderer Stelle schon die Rede war. Die Selbstverständlichkeit im Umgang miteinander, bei der jede Person der Familie, sei sie weiblich oder männlich, Kind oder Erwachsener, zunächst einmal uneingeschränkt akzeptiert wird, ist die Voraussetzung. Das bedeutet, daß auch kindliche Bedürfnisse, aber auch Wahrnehmungen, Gefühle und Ängste ernst genommen und nicht abgewertet werden. Gerade bei Kindern sind Erwachsene oft in der Gefahr, deren Gefühle und Bedürfnisse zu definieren:

- Die Mutter sagt am Telefon: »Nein, Martin kommt heute nicht zum Spielen, dem geht es nicht gut.« Vielleicht war er am Morgen etwas mißgelaunt, weil sein Lieblingsspielzeug zerbrach.
- Der Vater äußert zu dem Klavier übenden Sohn: »Bitte, laß das jetzt sein, Susanne kann das heute nicht haben.« Susanne, die jüngere Schwester, fühlte sich vom Klavierspiel des Bruders gar nicht gestört, sondern der Vater.
- Die Eltern schicken ihr Kind, das einen leichten Schnupfen hat, ins Bett, weil es ihrer Meinung nach krank ist und sich auskurieren soll.
- Die Eltern kommentieren den Unmut des Sohnes über einen unliebsamen Sonntagsausflug: »Der hat heute wieder einmal nicht ausgeschlafen.«

 Wer schon als Kind erfährt, daß andere eigentlich besser wissen, wie es um einen steht, als man selbst, verliert entscheidende Möglichkeiten der Identitätsbildung. Nur wenn eigene Gefühle, daraus resultierende Entscheidungen, folgende Hand- lungen mit den Folgen in der Umgebung, den Reaktionen der Beteiligten und nachfolgenden Konsequenzen in Bezug gesetzt werden können, ergeben sich Möglichkeiten der Wirkungsanalyse der eigenen Gefühle und Handlungen. Wenn Eltern immer schon wissen, wie Kinder sich verhalten, nehmen sie diesen auch die Verantwortlichkeit für das eigene Tun. Wer weiß, was geschieht, hat auch die Macht, das ganze zu ändern.

Viele Kinder müssen erst im Lauf ihrer Entwicklung lernen, auch ihre Fehler und Schwierigkeiten zu sehen. Es erfordert Mut, zur eigenen Person und zum eigenen Tun zu stehen. Dieser Mut kann nur in Selbstvertrauen wachsen und im Glauben an eigene Fähigkeiten und eigenes Vermögen. Deshalb begreifen Kinder schnell, daß sie bestimmte Dinge nicht können, sie müssen aber auch wissen, daß sie vieles können und daß sie an sich glauben dürfen, unabhängig von ihren Fehlern. Wenn Eltern das kindliche Verhalten und die Person des Kindes gleichsetzen, nach dem Motto: »Aus dir wird nie etwas«, können sie nicht erwarten, daß Kinder sich in anderen Bereichen etwas zutrauen oder Selbstvertrauen gewinnen. Ähnliche Erscheinungen sind zu erwarten, wenn Eltern ihre Kinder nur für Leistungen loben oder ihnen Zuwendung zukommen lassen. Dann wird das Selbstbewußtsein stark mit der Leistung assoziiert, bei Mißerfolg aber leidet die ganze Person. *Kinder sollten erfahren, daß sie als Person angenommen werden, unabhängig von ihren momentanen Gefühlen oder Taten.* Dieses Verständnis auf einer ganz tiefen Ebene kann auch die momentane Kritik oder den Ärger der Eltern einordnen oder relativieren. Kinder, die spüren, daß sie gemocht werden, entwickeln ein anderes Grundgefühl als bewußt oder unbewußt abgelehnte Kinder. Dann wird auch das Versagen in manchen Situationen eher verkraftet und nicht als gleichsam existentiell (»Du bist nichts wert«) erfahren.

Es ist nicht zu erwarten, daß Elternteile in ihren Erziehungsauffassungen vollkommen übereinstimmen. Manchmal scheint es sogar günstig zu sein, daß Anforderungen und Unterstützung in der Erziehung zu einem guten Ausgleich kommen. Auch sind Erziehungswirkungen zuwenig planbar, als daß ein ideales Erziehungsverhalten formuliert werden könnte. So können sich liberale und normorientierte Erziehungsziele durchaus ergänzen. Gerade für hyperkinetische Kinder scheint eine Mischung aus Verständnis und Unterstützung, gepaart mit ganz klaren Regeln, für das Verhalten und zur äußeren Rahmensetzung günstig zu sein. So müssen sie sich – trotz ihrer Probleme – nicht generell abgewertet fühlen, sondern spüren die Unterstützung der eigenen Bemühungen, sich zu ändern, andererseits haben sie ganz klare Regeln vor Augen, am besten positiv formuliert, die sie anstreben können. Beispielhaft zusammengefaßt könnten die Ziele etwa lauten:

- Ich versuche, mich mit einer Sache zu beschäftigen, und lasse die anderen Dinge erst einmal liegen.
- Ich versuche, bei meiner Tätigkeit ruhig zu bleiben.
- Ich behandle andere Kinder freundlich bzw. versuche, nett zu sein.
- Ich versuche, mit anderen Kindern gemeinsam etwas zu machen und nicht gegeneinander.
- Ich bemühe mich, eine Sache erst einmal zu beenden (Spielzeug wegräumen), bevor ich eine andere beginne.
- Ich bemühe mich, bei Mißerfolgen ruhig zu bleiben.
- Ich will nicht gleich losheulen.
- Ich will mich nicht so schnell ärgern.
- Ich versuche, mich an den gelungenen Handlungen zu freuen.
- Wenn es mir nicht so gutgeht, will ich mit jemandem darüber reden und nicht gleich verzweifeln.

Diese Regeln oder Ziele wirken zunächst sehr »verkopft« und nicht kindgemäß, außerdem sind sie leicht zu formulieren, aber schwer zu erreichen. Sie sollen nur Anhaltspunkte für die Eltern sein, um die positiven und nicht die negativen Verhaltensziele vor Augen zu haben. Sie können wohl nur einzeln angezielt werden und müssen in die jeweilige Sprache der Kinder »übersetzt« werden. Nur dann kann allmählich, aber auch mit Bestimmtheit das eine oder andere ins Auge gefaßt werden.

Eine solch klare Regelbestimmung, zusammen mit oben beschriebenen genau zeitlich festgelegten Ritualen, soll das Kind nicht dirigistisch einengen und ihm jede Selbstverantwortung nehmen, sondern einen Rahmen setzen, der in der allmählichen Gewohnheitsbildung das tägliche Zusammenleben erleichtert. Innerhalb dieses Rahmens bestehen vielfältige Entscheidungsmöglichkeiten, und auch die Ziele sind nicht so fixiert, daß im einzelnen nicht persönliche Wünsche und Entfaltungsmöglichkeiten bestehen. Wichtig für kleine Kinder, vor allem wenn sie selbst von Unruhe und teilweisem Chaos beherrscht sind, ist die Einschätzbarkeit und Verläßlichkeit des Alltags.

Diese Vereinbarungen helfen aber auch Eltern, ihr eigenes Erziehungsverhalten zu reflektieren und zu orientieren. Allzuoft sind Umgangsweisen mit schwierigen Kindern von Hoffnung und Verzweiflung, Anbiederung und Verweigerung, Lob und Strafe, Akzeptanz und nachfolgender Ablehnung gekennzeichnet. Der Erzieher schwankt zwischen Euphorie wegen jedes kleinen Zeichens der Verbesserung und Resignation bei der erneuten Niederlage oder dem ständigen Versagen. Oft gibt dieses Verhalten von Erwachsenen, entweder von einer Person zu verschiedenen Zeiten oder auch von beiden Elternteilen im Wechsel gezeigt, ein äußerst ungünstiges Modell für das Verhalten des Kindes ab. Denn genau das, was das Kind nicht zeigen soll, machen ihm die Eltern vor. Der Unterschied besteht dann oft nur darin, daß die Eltern die Macht haben, ihre – oft widersprüchlichen – Anordnungen auch durchzusetzen, während das Kind für unterschiedliche Wünsche und Verhaltensweisen Kritik erntet. Es lernt also

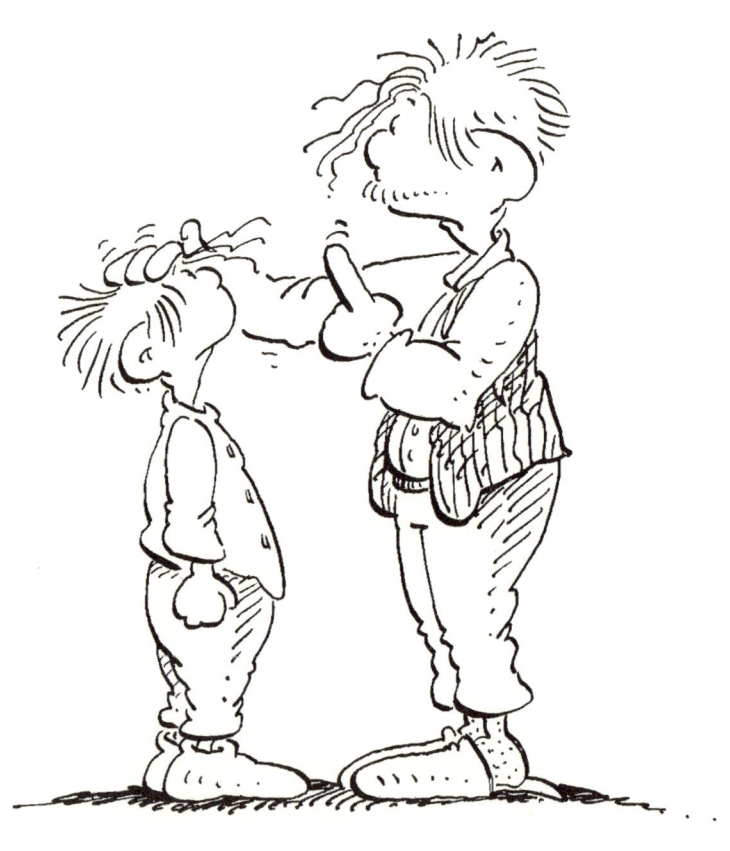

auch noch unbewußt, daß es hilflos, nicht durchsetzungsfähig und – seiner Meinung nach – der Willkür von Erwachsenen ausgesetzt ist. Entweder führt das zur allmählichen Resignation des Kindes oder aber zur heftigeren Gegenwehr mit »härteren« Mitteln, zumal dann, wenn das Kind merkt, daß es bei ganz harten Auseinandersetzungen doch noch Erfolg hat, vielleicht weil die Eltern keinen Widerstand mehr leisten können.

Sicherlich kann das Kind lernen, daß unterschiedliche Erziehungspersonen, wie Mutter, Vater oder Großeltern und

Verwandte, andere Erwartungen haben oder andere Regeln oder Normen setzen, aber diese Grundsätze müssen – zumindest weitgehend – stabil, durchschaubar und für das kindliche Verhalten auch umsetzbar sein. Dann kann Stabilität, also Übereinstimmung von Erziehern mit sich selbst in verschiedenen Situationen, zu verschiedenen Zeiten und in unterschiedlichen Stimmungslagen, zur Klärung und Entspannung von Erziehungssituationen führen. Das Kind erkennt, daß sich auch Erwachsene etwas auferlegen und zumuten, um ihm gerecht zu werden. Erziehung verliert den Charakter von Machtausübung.

▶ Familientraditionen und -gesetze

All diese Regeln und Anordnungen, um die sich Kinder und auch deren Erzieher bemühen, wären leichter zu befolgen, wenn sie immer offen und erklärbar vorlägen. Vieles daran ist aber unbewußt und bereits in anderen Zusammenhängen, nämlich meist auch schon in der Kindheit der jeweiligen Eltern, erworben worden. Es gibt in allen Familien Traditionen und Vermächtnisse, die in der Regel nicht mehr angesprochen oder auch erklärt werden. »Das war bei uns schon immer so!« Solche unhinterfragten Regeln gibt es in verschiedenen Formen und auf ganz unterschiedlichen Ebenen. Es kann reichen von der Tradition, in der Schule Erfolg haben zu müssen, gute Sportler in der Familie zu haben, Angst vor Gewitter, Schlangen oder Insekten zu verspüren, sexuelle Dinge nicht anzusprechen, das Haus und sonstiges Zubehör (z. B. Auto) immer sauberzuhalten, bis zu bestimmten Gewohnheiten, wer wo beim Essen zu sitzen hat oder wo die Butter auf dem Tisch stehen muß.

Das meiste dieser unhinterfragten Regeln hatte zu bestimmten Zeiten sicher einmal eine hohe Bedeutung für die Familie, hat sich aber inzwischen von diesen Situationen abgelöst und »geistert« weiter durch die Familien. Manchmal war eine solche Familienregel auch mit einem besonderen Schicksal verbunden, das zur Tragik für die Familie wurde. Vielleicht war das die uneheliche Mutterschaft eines Familienmitglieds. Seit dieser Zeit existiert in der Familie das »Warnschild« für weibliche Familienmitglieder, sich nicht vor der Ehe mit Männern einzulassen. Aber nicht nur die unmittelbare »Gefahrenzone« wird mit Erwartungen belegt, sondern der »Fall« generalisiert vielleicht zu grundlegenden Einstellungen gegenüber der Sexualität. Etwa, daß Kinder und Jugendliche so lange wie möglich von diesen Erfahrungen, aber auch geistigen und emotionalen Beschäftigungen damit ferngehalten werden. Anfänglich wurden von der früheren Generation vielleicht Übertretungen dieser Regel, etwa das Ansprechen eines solchen Themas, noch mit Blicken sanktioniert, inzwischen braucht es selbst diese subtilen Verbote nicht mehr. In einer anderen Familie diente vielleicht ein ähnlicher Vorfall dazu, alle Themen von Sexualität immer mit Schuld, Vergehen und sozialem Abstieg zu verbinden. Eine unvoreingenommene Einstellung gegenüber solchen tabuisierten Bereichen kann dann von den Nachkommen nicht mehr erworben werden.

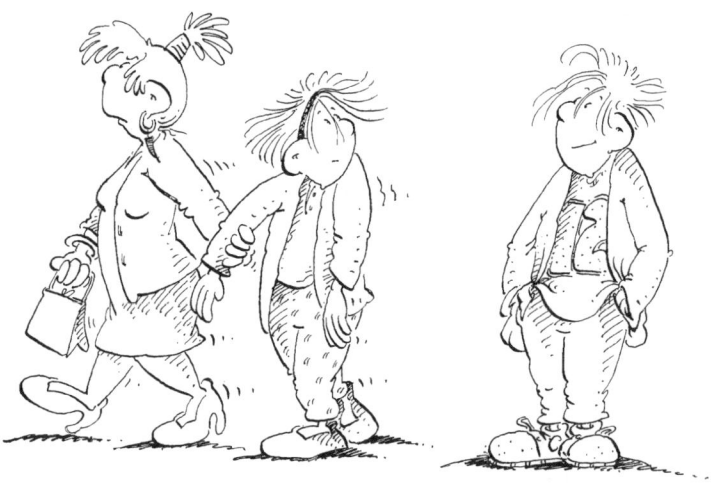

Es gibt aber auch Familien, in denen alle Beziehungen unbewußt erotisch »getönt« sind. In jeder Bemerkung schwingt das Erotische mit, manchmal in Form von Zoten oder ironischen Bemerkungen. Vielleicht sind die sexuellen Bedürfnisse der Eltern in vielen Bereichen unbefriedigt geblieben und müssen sich nun in der erwachenden Sexualität der Kinder ihre Kompensation suchen. Der inzwischen häufig thematisierte Bereich des Kindesmißbrauchs soll hier gar nicht näher ausgeführt werden. Jedenfalls scheint der Bereich der unbewußten und bewußten erotisch gefärbten Beziehungen zwischen Eltern und Kindern für das Syndrom der Hyperkinese nicht ohne Bedeutung zu sein, wie uns die Psychoanalyse nahelegt (vgl. Kap. 3.1 Stork 1993). Oft ist hier die sexuelle und emotionale Beziehung der Eltern selbst von wichtiger Bedeutung, denn deren Konflikte beeinflussen die gesamte Familienstruktur.

Es liegt nahe, daß sich der vermeintlich zu kurz gekommene Partner Unterstützung bei den Kindern sucht. Die gleichzeitige Zuneigung des Kindes zum anderen Elternteil kann nun innere Verwirrung und Unruhe hervorrufen, die sich auch äußerlich niederschlägt. Das Hin- und Hergerissensein kann zur Zappeligkeit und Unstetigkeit führen.

Oft ist es das schwächste Glied in der Kette der Familienmitglieder, das die Symptome zeigt, deren Ursache in Familienproblemen liegt. Während die eigentlichen Verursacher, häufig die Eltern selbst, sich mit den Schwierigkeiten arrangiert haben, leiden die Kinder massiv unter Beziehungsstörungen und drücken dieses Leiden auch nach außen hin aus. So kann es sein, daß sich die Mutter bereits mit der Alkoholabhängigkeit ihres Mannes abgefunden hat, sie gegenüber Dritten sogar herunterspielt oder verschweigt. Das Kind aber schämt sich für die Entgleisungen des Vaters und versucht, darauf zu reagieren. Wird es auch zum Schweigen »gezwungen«, »denn über Familienangelegenheiten redet man nicht«, so wird es vielleicht überhaupt schüchtern und zurückgezogen und sagt nichts mehr.

»Wir haben bei der Erziehungsberatung eines Mädchens, das in der Schule nichts sagen wollte, festgestellt, daß sie sich ein Redeverbot auferlegt hatte. Da mit dem Schweigen auch die Noten und Leistungen in der Schule immer schlechter wurden, hatten die Eltern ein starkes Interesse daran, das Kind zum Reden zu animieren. Als nach einigen Stunden Beratung das Kind zum ersten Mal im Kreis der Familie den Mund auftat, sagte es: ›Der Vater soll nicht soviel trinken.‹«

Andere Kinder merken, daß die Eltern besser zusammenhalten, wenn die Kinder Schwierigkeiten machen. Dann haben die Eltern eine gemeinsame Sorge, über die sie reden müssen. Diese gemeinsame Sorge scheint für viele Kinder unbewußt besser zu sein, als gar nichts Gemeinsames bei den Eltern zu erleben. So halten sie die Familienkonstellation durch ihre Probleme aufrecht. Je offenkundiger ihre Verhaltensprobleme werden, um so enger steht die Familie zusammen. Zeiten des Friedens beinhalten immer auch die Gefahr des Auseinandergehens, der Auflösung der Familienstrukturen, des eventuellen Verlusts eines Elternteils. Dem wird offensichtlich von manchen Kindern – bewußt oder unbewußt – vorgebeugt durch auffälliges Verhalten.

Oft verschafft sich das Kind auch durch Unbeholfenheit in Bewegungen oder beim Spielen die emotionale oder körperliche Zuwendung der Eltern. Das Kind wird gestützt, bekommt die Hand gereicht oder darf sich beim Fahrradfahren oder Klettern anlehnen. Diese Berührung kann ein kleiner Ersatz sein für nicht erhaltene Zärtlichkeiten, die vielleicht in der Familie verpönt sind.

Gerade für Vorschulkinder sind Berührungen in Kombination mit Bewegung sehr wichtig. Alle Fangspiele sind hier zu nennen, bei denen es darauf ankommt, seine körperliche Geschicklichkeit zu trainieren, aber auch das Gefühl zu erleben, gehalten, geklammert und umarmt zu werden. Fangen und gefangen werden ist aber auch eng verbunden mit Gefühlen der Freiheit und Gefahr, des Erfolgs und der Einschränkung. Oft ist auch ein Gefühl der »Lustangst« dabei festzustellen: Der »schwarze Mann«, der Angst einflößt, wird gleichzeitig gehänselt und geneckt. Das Spiel mit dem Feuer, das Kennenlernen der Gefahr geschieht dabei in einem Schonraum, bei dem aus dem Fangen das Drücken und Herzen werden kann. Die Ambivalenz der Gefühle, das Freisein und Gebundenwerden, das Sichmessen und das Zusammensein, das Kämpfen und das Lieben werden dabei geübt und erlebt. Solch gemeinsames Toben und Empfinden mit den Eltern hilft Kindern, ihre Körperlichkeit und Emotionalität besser erleben und auch in ihre Person integrieren zu können.

Aber auch mit ihren Aggressionen müssen Kinder umgehen lernen. Auch Konfliktlösungsmuster werden in der Familie eingeübt. So gibt es Familien, die so unsicher sind, daß kein Konflikt offen zutage treten kann und darf. »Eine Familie muß zusammenhalten« ist das Motto, und Konflikte werden unter den »Tisch gekehrt«. Nichts darf angesprochen werden, weil es gleich den Familienfrieden zerstören könnte. Solche Konstellationen können unruhige Kinder geradezu herausfordern, ihre Zappeligkeiten zu zeigen, da damit keine Konflikte, sondern Krankheiten assoziiert werden. Dann muß das Kind eben medizinisch behandelt werden, obwohl es in Wirklichkeit einen Familienkonflikt darstellt oder austrägt. Es hält vielleicht die durch das Ruhegebot ausgelöste Spannung nicht aus und muß sich motorisch abreagieren. Dieser Zusammenhang aber wird nicht erkannt oder geleugnet und damit dem kindlichen Verhalten die Bedrohung genommen. Ärztliche Pillen sollen dann den »Fall« beheben.

In anderen Familien ist die autoritäre Macht der Konfliktlöser. Wer sich am besten durchsetzen kann, durch physische, psychische oder auch manipulative Macht, ist der »Gewinner« in der Familie und gibt den Ton an. Solche Modelle wirken oft auf Jungen besonders stark. Sich durchsetzen können und gleichzeitig anerkannt werden stellt für Jungen meist einen hohen Wert dar. Je »glatter« die Autoritätsausübung gelingt und je beliebter der Auszuübende ist, um so mehr werden die Verhaltensweisen nachgeahmt. Daß plötzlich in anderen Gemeinschaften Aggression verpönt sein kann, wie es manche Kinder bei der Einschulung erfahren, stößt häufig bei den Nachkommen aus den aggressionsbezogenen Familien auf Verwunderung. Zumal auch viele entsprechende Durchsetzungsmuster über das Fernsehen gelernt wurden. Aber auch dieser Bereich der Medien soll hier wegen seiner häufigen Bezugnahme auf ihn einmal außer acht bleiben.

▶ Körperlichkeit, Ernährung und Gesundheit

Wie Körperlichkeit und seelisches Gleichgewicht zusammenwirken, erfahren wir immer genauer durch die Wissenschaft der Psychosomatik. Auch wenn dabei noch mehr unklar als klar geblieben ist, steht doch fest, daß jedes Verhalten seine körperliche Grundlage und seine gefühlsmäßige Begleiterscheinung hat. Nur werden psychosomatische Leiden wie Kreislauf- oder Atembeschwerden oder Verdauungsprobleme oder gar schwere Erkrankungen meist erst viel später im Leben deutlich. Trotzdem werden die Grundlagen dafür schon in den frühen Kinderjahren gelegt. Auch reagieren Kinder auf Umweltbelastungen stärker als Erwachsene.

Körperempfindungen und ganzheitliche Erfahrungen werden in den frühen Kindheitsjahren grundgelegt und bilden wahrscheinlich das Muster für spätere Wahrnehmungen und Erfahrungen. Einige Ausführungen dazu wurden schon im Kapitel über die frühe Kindheit und die Entwicklungsstufen nach Piaget gemacht. Dabei war eher von Entwicklungsstufen und -störungen die Rede, während die Einstellung zur eigenen Körperlichkeit eher eine emotionale Attitüde ist. Eltern sind dabei von großer Wichtigkeit, denn sie können dem Kind schon frühzeitig vermitteln, ob sie es eigentlich auch körperlich mögen oder ob ihnen der Körper mit seinen Stoffwechselprozessen und den damit zusammenhängenden Gerüchen eher unangenehm ist. Sauberkeits- und Hygieneerziehung können entweder nach festem Muster und eher den Körper unterdrückend oder aber in Korrespondenz zu kindlicher Entwicklung und kindlichen Bedürfnissen verlaufen. Die Lust des Kindes, mit dem eigenen Körper oder auch den Exkrementen zu spielen, kann entweder abrupt verboten werden oder aber akzeptiert und langsam in »kulturelle« Bahnen, wie Malen mit Fingerfarben, Kneten mit Lehm und Ton oder Spielen mit Sand und Wasser, überführt werden.

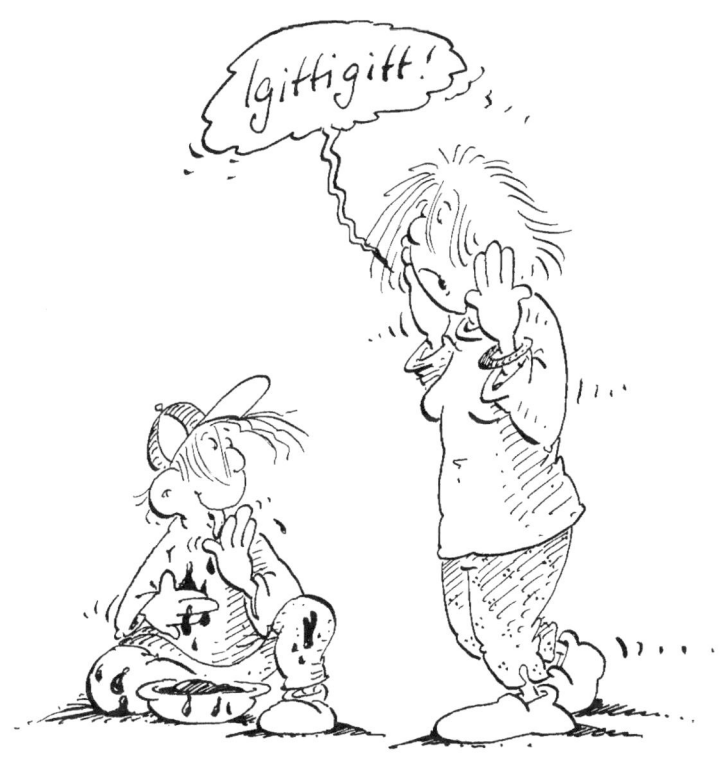

In vielen Familien dürfen Kinder ihren Körper erst dann spüren, wenn sie krank sind. Ansonsten sind körperlich-emotionale Reaktionen wie Angst, Erschöpfung, Schmerzen oder Unwohlsein verpönt. »Man zeigt keine körperlichen Reaktionen und auch keine Bedürfnisse.« Das spätere Ziel des Erwachsenen, seine Bedürfnisse im Zaum halten und sie beliebig aufschieben zu können, wird bereits Kindern zugemutet, ohne ihnen eine Entwicklungsphase zu gönnen. Oft werden körperliche Empfindungen bereits in früher Kindheit dem Konsum unterworfen: Bei Unlustgefühlen erhalten Kinder frühzeitig Süßigkeiten als Seelentröster, bei Durchhalteschwierigkeiten »wirkt« das Eis, bei Erschöpfung, psychisch oder physisch, wird das Modegetränk angeboten. Körperliche Bedürfnisse werden damit häufig von ihrem situativen Hintergrund getrennt, beispielsweise die abnehmende Lust beim Autofahren wird mit bestimmten Belohnungsmechanismen, etwa dem »Snack« beim Autofahren, gekoppelt. Dann lernen Kinder mit der Zeit, nicht auf sich selbst Rücksicht zu nehmen und körperliche Signale zu beachten, sondern stets »Seelentröster« als Ersatzbefriedigungen bei sich zu haben.

Damit werden häufig Weichenstellungen für Abhängigkeiten vorgenommen. Wenn ich immer etwas habe, was mich aufmuntert, mir hilft, Schwierigkeiten zu überstehen, anderes vergessen zu machen, meine Probleme – zumindest vorübergehend – zu vergessen, liegt die Versuchung nahe, dieses »Heilmittel« in vielen Situationen anzuwenden. Verstärkt werden diese Koppelungen von Genuß und guten Gefühlen bzw. einem gesunden Körper noch durch die Werbung in den Medien, aber häufig auch durch das Verhalten der Eltern. Wenn auch sie sich nur wohl fühlen, wenn es etwas Gutes zu essen und zu trinken gibt, oder am Abend dem entspannenden Getränk entgegenfiebern, wird das schnell zum Familienmuster. Sichwohlfühlen und Konsum sind eng miteinander verbunden, das befreiende Gespräch, das entspannende Spiel, das lustvolle Spüren des eigenen Körpers in der Bewegung, Schmusen und Zärtlichkeit, Balgen und Ausgelassensein,

Raufen und Erproben treten in den Hintergrund. Neuere wissenschaftliche Untersuchungen können wenig Zusammenhänge herstellen zwischen einer bestimmten Ernährungsweise, etwa empfohlenen Diäten, und dem hyperkinetischen Syndrom. Trotzdem berichten immer wieder Eltern von durchschlagenden Erfolgen bei Nahrungsumstellung. Vielleicht sind es ja weniger die einzelnen Bestandteile der Nahrungsmittel, die eine Änderung des kindlichen Verhaltens erreichen, als die generell andere Einstellung zur Nahrungsaufnahme. Wenn Nahrungsaufnahme nicht mehr belastet wird mit allen möglichen Problemlösungsaufgaben, sondern nur noch der Befriedigung von Hunger und Durst zu dienen hat, muß sich die Familie mehr Gedanken darüber machen, wie denn die anderen Bedürfnisse, etwa nach Bewegung, Entspannung und Zärtlichkeit, befriedigt werden können. Dann können vielleicht auch die Eltern noch einmal erfahren, wie lustvoll körperliche Betätigung, Erschöpfung und Rekreation sein können.

Das »freie« Bewegen, ohne Normen, Regeln und festgelegte Leistungserwartungen, ist gerade für die Begegnung mit und Therapie von hyperkinetischen Kindern von großer Bedeutung. Einerseits sind diese Kinder meist von einem großen Bewegungshunger gekennzeichnet, andererseits haben sie oft Koordinationsprobleme, d. h., sie können bestimmten Leistungserwartungen oder Spielregeln nicht gerecht werden. Dies aber führt oft zur Ablehnung durch andere Kinder, d. h., soziale Probleme kommen noch dazu. Eltern können aufgrund ihres tieferen Verständnisses, aber auch ihrer ganz persönlichen familiären Interessen am besten auf ihre Kinder eingehen, ihnen Mut machen und gemeinsam Bewegungserlebnisse und Körpererfahrungen anbahnen. Dazu dienen Freizeit, aber auch Urlaubs- und Wochenendausflüge, die weniger von Konsumwünschen als von gemeinsamen Erlebnissen in Natur, Umwelt und Umgebung gekennzeichnet sein können.

Zusammenfassung

Es ging in dem vorangegangenen Kapitel um die Entwicklung der Kindheit vor der Schulzeit. Dabei sollte besonders die in dieser Zeit wichtige Familiensituation beleuchtet werden. Familienmuster sind durch viele bekannte, aber auch unbewußte Verhaltensweisen und Regeln bestimmt. All diese Bindungen und Verquickungen hängen auch mit den Verhaltensweisen der Problemkinder zusammen. Das Störungsbild eines einzelnen Kindes ist jeweils individuell und mit der Familienbiographie verknüpft. Insofern stehen Ursachen, aber auch Begegnungsmöglichkeiten kindlicher Störungen im engen Zusammenhang mit familiärer Erziehung. Es gibt nicht *die* Ursache, genausowenig wie es die Therapie geben kann. So täuscht der Begriff »hyperkinetisches Syndrom« eine Eindeutigkeit vor, der er im Verhältnis zu den jeweiligen Familien nicht gerecht werden kann. Jede Familie muß ihren eigenen Weg zur Begegnung der Störungen finden. Wenn hier von »Familie« die Rede ist, sind natürlich auch alleinerziehende Elternteile und deren Kinder gemeint. Es ist aber bewußt die Problematik der Alleinerziehenden außer acht gelassen worden, weil der Eindruck vermieden werden sollte, als wären diese Beziehungen besonders durch Störungen gefährdet.

3.3 Dyskalkulie im Vorschulalter

Dyskalkulie bedeutet vereinfacht ausgedrückt Rechenschwäche. Die Frage ist nun, welche Beziehung sie zur Hyperaktivität hat. Sind alle hyperaktiven Kinder auch rechenschwach, oder ist Rechenschwäche eine Unterform, ein Teilgebiet der Hyperkinese? Die Wissenschaft kann dazu noch nicht viel sagen, da sie sich mit Rechenschwäche – im Gegensatz zur Lese- und Rechtschreibschwäche – noch nicht lange beschäftigt. Es darf wohl erwartet werden, daß Dyskalkulie in enger Beziehung steht zur Hyperkinese, vor allem wenn man beides unter dem Ursachenkomplex der Teilleistungsschwäche sieht.

Definition Teilleistungsschwäche:

Teilleistungsschwäche bedeutet, daß bestimmte Verhaltensweisen aufgrund einzelner, zunächst nicht näher definierbarer Wahrnehmungs- oder Verarbeitungsstörungen auf dem Weg von der Reizaufnahme bis zur adäquaten Reaktion nicht in erwartetem Umfang geleistet werden.

Die Kinder können sich dann entweder nicht voll konzentrieren, nicht genau zuhören, nicht altersentsprechend malen oder schreiben, nicht zielgerichtet handeln, ihre Bewegungen nicht koordinieren oder eben mit Mengen nicht adäquat umgehen. Diese letzte Schwäche, nämlich die Schwierigkeit, richtig mit Mengen, Größen, Maßzahlen, Gewichten u. ä. umzugehen, nennt man Dyskalkulie. Meist haben diese Kinder später große Schwierigkeiten beim Rechnen, aber auch im Umgang mit Formen und Raumvorstellungen. Diese Andersartigkeit in bezug auf Maß und Zahl kann bei Kindern oft schon früh festgestellt werden, deshalb erscheint es sinnvoll, auch in der Vorschulzeit bereits darauf zu achten.

»Jedes Kind wird in Raum und Zeit hineingeboren, in Hell und Dunkel, Laut und Leise, Warm und Kalt. Vom ersten Augenblick seines Daseins beginnt es auf seine Umwelt zu reagieren, sich mit ihr zu beschäftigen. Wenn Raum und Zeit mathematische Kategorien sind, so liegt der Ursprung des mathematischen Denkens in der Babywiege. Das allmähliche ›Begreifen‹ dieser Kategorien führt zum Verstehen der Welt« (Schmitz/Scharlau 1980, S. 23).

Das Besondere an Kindern mit Rechenschwäche ist häufig, daß sie in anderen Bereichen vollkommen angemessen und flexibel reagieren und nur im Bereich der Rechenoperationen und Rechenvollzüge Schwierigkeiten aufweisen. Oft läßt sich die Rechenschwäche schwer erfassen oder von anderen Bereichen abgrenzen, weshalb sie auch noch wenig erforscht ist. Eine eindeutige Ursache, außer vielleicht bei einigen isolierten Hirnverletzungen, konnte bisher nicht nachgewiesen werden.

Einige *Merkmale der Rechenschwäche* sind beispielsweise:

- Die Unfähigkeit, eine Zahl und ein Ding zuordnen zu können.
- Die Unfähigkeit, sinnvoll zu zählen.
- Die Unfähigkeit, gehörte Zahlen und gesehene Bilder zusammenzubringen.
- Die Unfähigkeit, sich eine Gruppe von Dingen aus einer Anhäufung von Gegenständen bildlich vorzustellen.
- Die Unfähigkeit, die Grundregeln des Messens zu verstehen.
- Die Unfähigkeit, Karten und graphische Darstellungen zu lesen.

(Nach Malchau 1992.)

Bei den Defiziten wirken nach letzten Erkenntnissen geistige und emotionale Störungen, aber auch organische und familiäre Lernbedingungen zusammen. Da Zahlen oft auch etwas mit Besitzverhältnissen zu tun haben, kann auch da eine Problematik liegen, z. B. bei Geschwisterrivalitäten. Manche Autoren halten es auch für möglich, daß Kinder überbehüteter oder ängstlicher Eltern in den Störungen ein gutes Mittel sehen, die elterlichen Befürchtungen zu bestätigen und gleichzeitig die gewünschte Aufmerksamkeit zu erhalten. Auch Schmassmann weist auf psychische Ursachen der Rechenschwäche hin: »Ein Achtjähriger, der von einem Elternteil einerseits für Gespräche auf Erwachsenenebene gebraucht wird, andererseits ständig an der Hand genommen und überall hin begleitet wird, kennt seinen Stellenwert innerhalb seiner Familie nicht. Wie soll er denn beurteilen können, ob fünf oder sechs größer ist, wenn er selbst nicht weiß, ob er groß oder klein ist. Wie soll ein Mensch ohne soziale Anerkennung, ohne geschätzt zu werden, Anzahlen abschätzen können?« (Schmassmann 1990)

Wichtig für den Aufbau des rechnerischen Denkens ist und bleibt das Handeln. Niemals kann es nur durch eine Erklärung oder eine Zeichnung ersetzt werden, man braucht notwendigerweise das Handeln. Sowohl für den Aufbau der Intelligenz wie auch für die gesamte Mathematik. Denkoperationen sind nichts anderes als Handeln, ein Handeln, das sich innerlich vollzieht und wieder nach außen verlegt werden kann. Nach Piaget muß das Kind gehandelt, experimentiert haben, aber nicht nur mit Zeichnungen, sondern mit wirklichem Material, mit körperlichen Gegenständen. Dann verinnerlichen sich diese Handlungen. Aus diesen einfachen Handlungen können Kompositionssysteme gebildet werden. Das Üben mit den Kindern, dem von übereifrigen Eltern oft eine hohe Bedeutung zugeschrieben wird, spielt bei Piaget eher eine untergeordnete Rolle, da Entwicklungsstufen nicht einfach übergangen werden können.

Ein »gesundes« Kind mit einer guten Wahrnehmungs- und Verarbeitungsfähigkeit von Reizen geht aktiv mit sich und der Welt um:

- Es holt sich all jene Sinnesreize in angemessener Intensität, die es für seine harmonische Entwicklung braucht, und kann sie genießen.
- Ihm gelingt die Entwicklung, Befriedigung und Beherrschung seiner Körperfunktionen im Wechsel von Geben und Nehmen zwischen sich und seiner Mutter, später auch zur übrigen Umwelt.
- Es besitzt ein großes Bedürfnis, sich jene Sinneseindrücke zu verschaffen, die es braucht, um die nächste Stufe seiner Entwicklung zu erreichen.

- Es hat Spaß daran, motorische und andere Abläufe so lange zu wiederholen, bis sie wohlkoordiniert ablaufen und automatisiert sind.
- Es hat Grund dazu, sich über seine bereits erworbenen Fähigkeiten zu freuen, und erhält Anerkennung durch die Reaktion seiner Umgebung auf seine Leistung.
- Es wird begrenzte Mißerfolge beim Erlernen neuer Fähigkeiten zum Anlaß für weiteres Üben nehmen oder sie als solche akzeptieren und sich nicht dadurch als Person in Frage gestellt fühlen.
- Es spielt, lernt und erprobt sich gern mit Gleichaltrigen und braucht den Leistungsvergleich nicht zu scheuen.

(Siehe Malchau 1992, S. 40f.)

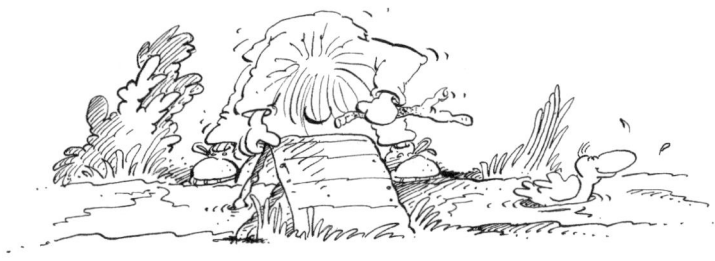

Wenn allerdings einzelne Funktionen beim Kind gestört sind, kann es auch zu Fehlwahrnehmungen in Reizsituationen kommen.

Ein Kind mit Problemen beim Gleichgewichtssinn wehrt sich gegen jede Lageveränderung (z. B. Schaukeln, Wiegen, Hochnehmen etc.) – oder es empfindet diese gar nicht und kann später nicht genug davon kriegen (Zappelphilipp).

Ein Kind mit einer den Tastsinn betreffenden Störung wehrt sich gegen die Berührung seiner Haut (z. B. Streicheln, Liebkosen, bestimmte Kleidung) – oder es empfindet sie gar nicht und wirkt nahezu schmerzunempfindlich.

Ein Kind mit einer Störung der Tiefensensibilität empfindet Druck auf seinen Körper oder innerhalb des Körpers als unangenehm – oder es empfindet ihn gar nicht und hat das Gefühl zu schweben, keinen Boden unter sich zu haben (nach Malchau 1992, S. 43).

Oft sind mehrere Wahrnehmungsprozesse gleichzeitig gestört, so daß viele Grunderfahrungen, die zum Aufbau eines realen Weltbildes notwendig sind, nicht gemacht werden können. Aus Mangel an Sinnes-, Bewegungs- und Handlungserfahrungen kann das Kind kein sicheres inneres Vorstellungsbild seines Körpers (Körperschema) entwickeln. Wenn aber die äußeren Handlungen nur unzureichend ausgeführt werden können, bleibt auch die Verinnerlichung, die Voraussetzung für Denk- und Rechenoperationen, unzureichend.

Das Sichzurückziehen von der Außenwelt kann auch in einer ungünstigen Mutter-Kind-Beziehung begründet sein. Nur dann, wenn die kindliche Entwicklung durch eine verläßliche, sorgende und mitfühlende Mutter stabilisiert wurde, kann sich das Kind später selbstbewußt auf Objekte und Ansprüche von außen einlassen.

Ansonsten besteht die Gefahr, die eigene Phantasie zur Flucht aus der Realität zu mißbrauchen. Manche Mütter können auch das Selbständigwerden der eigenen Kinder nicht zulassen, da sie das unselbständige Kind zur Sicherung ihres eigenen Selbstwertgefühls brauchen. Sie können sich nur dann als wichtig oder notwendig ansehen, wenn sie für ihr Kind zu sorgen haben.

Die Mathematikpädagogin Schmassmann beschreibt an Hand eines Beispiels aus dem Alltag, nämlich des An- und Ausziehens, wie wichtig das wiederholte, ungestörte Hantieren mit Dingen für grundlegende mathematische Erkenntnisse ist.

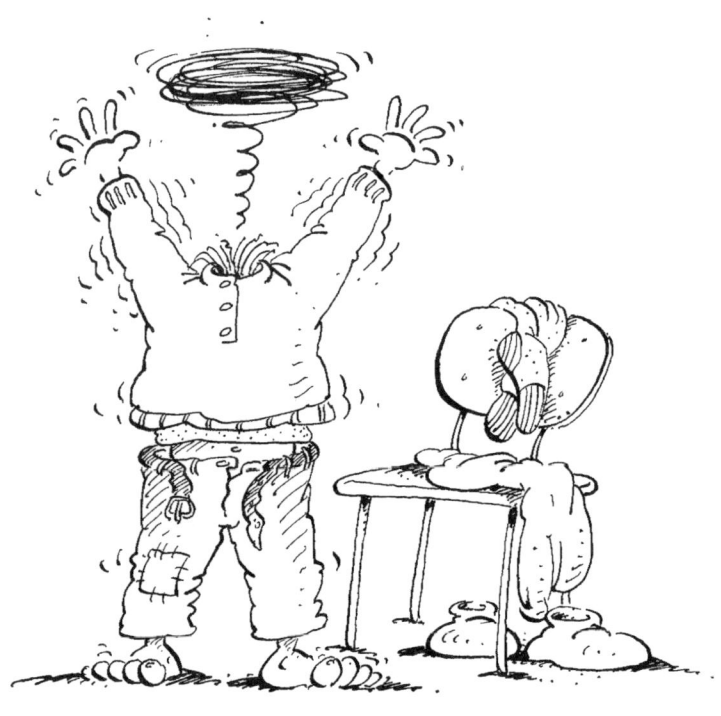

Immer wieder wird beispielsweise festgestellt, daß Kinder mit Rechenschwächen eine geringer ausgeprägte Trotzphase und weniger Selbständigkeitsbestrebungen zeigten. Trotzdem kann keine eindeutige Ursache für die Rechenschwäche festgemacht werden, denn immer kommen – ähnlich wie bei der Hyperkinese – mehrere Faktoren zusammen.

Bei einer Untersuchung, die Malchau (1992) in Hamburg mit Vorschulkindern durchführte, zeigte sich, daß Rechenschwäche in Beziehung zu vielen anderen Beeinträchtigungen steht und daß eher allgemeine Schwächen im Vordergrund stehen. Größere Schwierigkeiten zeigten eher rechenschwache Kinder u. a. bei folgenden Tätigkeiten (in der Reihenfolge von größeren zu geringeren Problemen):

Farbe	erkennen, benennen, unterscheiden von Grund- und zusammengesetzten Farben / Farbtöne / Lieblingsfarbe
Form	erkennen, benennen, unterscheiden von verschiedenen Formen wie rund, spitz, eckig (z. B. Ausschnitt) … ebene Figuren, Röhrlihosen, weite Hosen, ausgestellte Röcke … räumliche Figuren, Körperformen
Größe	lang – kurz / groß – klein / hoch (Kragen) – tief (Ausschnitt) / eng – weit / schmal – breit / dick – dünn
Material	Wolle / Baumwolle / Seide / Samt / Nylon / Leder / Plastik / Gummi Eigenschaften: weich – hart – kratzig / glatt – rauh / kalt – warm / dick – dünn / steif – geschmeidig / Wetter: naß – trocken / kalt – warm
Gewicht	schwerer Mantel / leichtes Kleid Körpergewicht
Zeit	Tageszeit: Morgenmantel / Abendkleid / Pyjama / Nachthemd Jahreszeit: Sommer-/Winterkleidung / Übergangsmantel Wachstum: Als ich noch ein Baby war … / Wenn ich groß bin … Eile: Mach schnell(er), beeile dich, zu spät
Reihen-folge 1. 2. 3. 4. 5.	zuerst – dann – nachher / vorher – nachher / Socken – Hose – Schuhe ist richtig / Hose – Schuhe – Socken ist falsch …
Zuordnung	das gehört mir, das auch – das ist deines / wer trägt gerne Kappen / … Zuordnen Knopf – Knopfloch / rechter Schuh – linker Schuh … 1:1-Zuordnung
Mengen	Schmutzwäsche einteilen in Koch-, Bunt- und Feinwäsche Wäsche in die Schränke versorgen. Unterwäsche zusammen / Pullover zusammen / Hosen zusammen Wäsche nach Jahreszeit einteilen: Sommer-/Winterkleider

Relationen Ordnungs- relation	Vergleich: gefällt mir besser als / ist schöner als / ist moderner als / alle haben einen lässigeren ... (Vergleich nach Geschmack) Vergleich nach Größe: Der Pulli ist größer, enger, zu klein
ist größer ... ist schöner ... als	Ordnungsrelation: alte Fotos sortieren: Da war ich noch ganz klein, da bin ich schon gewachsen, da bin ich noch größer geworden. Zugehörige Kleidungsstücke nebeneinander auflegen: die erste Hose, die ersten Jeans ...
Zählen	Alter angeben / Kleidungsstücke auf Vollständigkeit prüfen:
Zahlwörter	2 Socken 2 Schuhe 1 Hose
Ziffern/ Symbole	alle Aufschriften auf Etiketten
Räumliche Lage	unten–oben / rechts–links
Beziehung	vorne–hinten / drunter–drüber / außen–innen / verkehrt, umgedreht
Muster	Flächenstruktur: Gewebe, Gestricktes, Gehäkeltes Flächeneinteilung: Karo, Streifen, Blumen, Punkte
Symmetrie	symmetrische Kleidungsstücke wie Hosen, Hemden zusammenlegen unsymmetrische Kleidungsstücke: Socken, Handschuhe, asymmetrische Ausschnitte
Motorik	auf einem Bein stehen, Schuhe binden, Knöpfe zumachen (Schmassmann 1992, S. 51 f.)

- Ordnen von Bildergeschichten (anhand vorgelegter Bilder),
- Bauen mit Lego-Bausteinen,
- mit der Schere auf einer Linie schneiden,
- Formen und Symbole abzeichnen,
- die Folgen seines Handelns vorhersehen und abschätzen,
- Arbeits- und Handlungsanweisungen verstehen und sinngemäß umsetzen,

- mehrere Aufträge behalten und sie nacheinander ausführen,
- klar und richtig artikuliert sprechen,
- in vollständigen Sätzen zu einem Thema sprechen,
- Perlenketten auffädeln und dabei ein begonnenes Muster fortsetzen,
- einen Menschen zeichnen,
- einen Rhythmus nachklatschen,
- mit Anleitung einen Hut (Flieger, Stern ...) nachfalten,
- aus Holzbauklötzen eine Garage, Brücke o. ä. konstruieren,
- Mißerfolge aushalten,
- Spielregeln verstehen und einhalten,
- Aus Alltagsmaterialien eine Höhle bauen,
- Fingerstellungen nachahmen.

Zusammenfassung

Die Dyskalkulie stellt – ähnlich wie die Hyperkinese – eine Lernstörung mit vielfältigen Ursachen dar. Das Erscheinungsbild ist unterschiedlich, wobei es teilweise große Überschneidungen mit der Hyperkinese gibt, aber auch Unterschiede: Rechenschwache Kinder sind meist weniger aggressiv und häufig motorisch nicht so auffällig. Auch finden sich mehr Mädchen bei den rechenschwachen Kindern, im Gegensatz zu der Hyperkinese, die eindeutig von Jungen überbesetzt ist. Ursachen und Wirkungen sind sehr unterschiedlich und häufig kaum einzeln zu erkennen. Aus der Rechenschwäche können sich andere Probleme, etwa mit anderen Kindern, den Geschwistern und Eltern und vor allem in der Schule, entwickeln. Dadurch kann die gesamte Persönlichkeitsentwicklung gestört werden. Bei rechenschwachen Kindern muß vor allem die Bereitschaft, sich handelnd mit der Welt auseinanderzusetzen, gestärkt werden. Fachkundige Hilfe von außen (Kinderärztin, Pädagogen) sollte gegeben werden.

3.4 Behandlungen hyperkinetischer Störungen im Vorschulalter

Es ist bisher deutlich geworden, daß Störungen der kindlichen Entwicklung meist schon sehr früh beginnen und bei genauerer Diagnose auch frühzeitig feststellbar sind. Außerdem wurde erkannt, daß häufig die Hilfe von Fachleuten wichtig ist, da Eltern allein mit den Problemen überfordert sind. Deshalb soll im folgenden über einen Versuch aus der Klinik für Kinder- und Jugendpsychiatrie der Universität zu Köln berichtet werden. Zwei Verhaltenstherapeuten bemühten sich, die Ausdauer und die Spiel- und Beschäftigungsintensität von hyperkinetischen Kindern zu steigern. Dabei wurden auch Eltern einbezogen. Eltern können demnach bereits während der Vorschulzeit ihrer Kinder auf diese gezielter eingehen und auch einwirken.

Schwierigkeiten in der Aufmerksamkeit und motorische Unruhe äußern sich im Kindergarten meist während des Freispiels. Hyperkinetische Kinder sind nicht in der Lage, über längere Zeit bei einem Spiel zu verweilen.»Statt dessen laufen sie im Gruppenraum herum, hantieren kurz mit Spielmaterialien, lassen sich von Aktionen anderer Kinder leicht ablenken, bevorzugen laute Bewegungsspiele. Sie stören durch ihr Spielverhalten das Spiel anderer Kinder, werden deshalb häufig nach einiger Zeit von diesen Kindern abgewiesen« (Döpfner/Sattel 1991, S. 254). Ein solches Kind kann kaum Spielhandlungen folgen, bei Rollenspielen wechselt es die Rollen, begonnene Episoden werden nicht zu Ende gebracht. Die Erzieherin kann einmal mehr, einmal weniger auf diese Kinder einwirken. Je mehr die Kinder beeinflußt werden sollen, um so mehr Schwierigkeiten treten bei ihnen auf. Manchmal sind sie konzentrierter, wenn sie sich mit ihrem Lieblingsspielzeug beschäftigen. Manche Kinder, die zu Hause weniger Schwierigkeiten zeigen, fallen besonders im Kindergarten mit seinen vielen ablenkenden Reizen auf. Beim Aufbau einer Therapie gilt es, mehrere Stufen zu beachten (vgl. Döpfner/Sattel 1991, S. 256):

1. *Gestaltung einer positiven und tragfähigen Beziehung des Therapeuten zum Kind*
   Dabei soll eine positive Spielatmosphäre geschaffen werden, die durch Auswahl des Spielmaterials möglichst wenig ablenkende Reize bietet und den Kontakt zum Kind erleichtert.

2. *Diagnose und Festlegung der Ansatzpunkte für die Therapie*
   Das Verhalten des Kindes in verschiedenen Spielsituationen wird beobachtet (Lego-Bausteine, Tischspiel, Zeichnen). Beobachtung von Aufmerksamkeitsschwächen, Ablenkbarkeit, motorischer Unruhe und der Reaktion auf Anforderungen und Grenzen.

3. *Aufbau eines konzentrierten und intensiven Spiel- und Beschäftigungsverhaltens*
   - Zuerst wird eine Spiel- oder Beschäftigungssituation gewählt, bei der in der Beobachtungsphase Aufmerksamkeitsstörungen und motorische Unruhe aufgetreten sind, ohne jedoch das Kind völlig zu überfordern. Dabei werden unterschiedliche Spiele herangezogen, aber jeweils einzeln, um die Außenreize zu vermindern.
   - Dann wird über Ziele, Regeln und Spielverläufe gesprochen. Handlungspläne zum Ablauf werden erarbeitet und die einzelnen Handlungsschritte festgelegt. Wenn das Kind abgelenkt wird oder den Spielplan verliert, werden Zwischenschritte angesprochen.
   - Bestimmte notwendige Verhaltenselemente, z.B. das Sitzenbleiben, das Beobachten des »Bauwerks«, das Schweigen während des Ablaufs, werden betont, oder es wird immer wieder einmal darauf hingewiesen. Das Einhalten der erwarteten Verhaltensweisen wird positiv erwähnt und gelobt.

- Das Kind soll das, was es tut, mit eigenen Worten beschreiben und seine Handlung verbal immer wieder begleiten. Dadurch wird die Aufmerksamkeit auf die Handlung unterstützt.
- Treten Fehler im Spiel- oder Beschäftigungsablauf auf, wird das Kind darauf aufmerksam gemacht. Dabei wird mit einfachen Hinweisen begonnen (»Ist das richtig?«). Genügt das nicht, werden konkretere Hinweise oder Hilfestellungen angeboten, und das Kind wird zum Nachdenken angeregt.
- Schließlich kann das Kind aufgefordert werden, Handlungs- oder Denkalternativen zu entwickeln und über die Konsequenzen seines Tuns nachzudenken. Führt dies nicht zum Erfolg, können Lösungen auch eingeübt werden.
- Wenn das Kind sehr unruhig oder abgelenkt wird, soll es durch Hinweise zurückgeführt werden (»Was kommt jetzt?«). Reagiert es darauf nicht, wird durch Handlungen eingegriffen. So wird es z.B. an der Hand zum Spielgeschehen zurückgeführt oder sanft auf dem Stuhl festgehalten.
- Nach einzelnen Zwischenschritten, häufig schon kleinen, wird das Kind gelobt oder auch gedrückt oder gestreichelt. Ausführlichere Anerkennungen werden in Pausen gegeben, um den Spielablauf nicht zu stören.
- Die einzelnen Schritte des Ablaufs werden auch durch äußere Verstärker (Token) bekräftigt und unterstützt. Dies können Klebepunkte, Stempelabdrucke mit lachenden Gesichtern oder Murmeln sein. Wenn die Verstärker nur symbolischen Wert haben (Punkte), können sie später gegen andere Belohnungen eingetauscht werden. Diese Eintauschverstärker werden zusammen mit dem Kind festgelegt. Das können beliebige Aktivitäten, aber auch Gegenstände, wie etwa Spielsachen, sein.

Manchmal hat es sich auch als günstig erwiesen, äußere Verstärker wieder wegzunehmen (Token-Entzug),
besonders bei impulsivem oder unkontrolliertem Verhalten. Dann werden bereits zu Beginn des Spiels eine
bestimmte Menge Verstärker zugeteilt, die aber bei
bestimmten Verhaltensweisen wie Wegschauen, Dazwischenreden oder Aufstehen verloren werden können. Dieser Entzug von Verstärkern gibt oft, besser als
bei Verstärkervergabe nach kurzen Phasen, eine unmittelbare Rückmeldung über unerwünschtes Verhalten. Damit wird genaue Selbstbeobachtung und
Selbstkontrolle angebahnt. Betont werden aber immer
nur positive Verhaltensweisen und die behaltenen
Punkte, nicht der Verlust. Das Kind muß immer mit
angenehmen Gefühlen aus der Lernphase hervorge-
hen, sonst wird sie als Bestrafung und als unangenehm
abgelehnt.

4. *Aufbau der Fähigkeit, sich selbst zu steuern*
In dieser Phase soll häufig mit den Kindern über ihre eigenen Ziele, die besonderen Regeln und deren Notwen-
digkeit, das erwünschte Verhalten und die Verstärker gesprochen werden. Äußere Beeinflussung und aktives
Eingreifen sollen immer mehr zurücktreten. Dafür sollen
Kinder selbst Alternativen bei Handlungsproblemen
entwickeln.

5. *Steigerung der Anforderungen an das Spiel- und Beschäf-
tigungsverhalten*
Jetzt kann die Dauer des Spiels oder der Beschäftigung
erhöht werden. Auch können die Anforderungen, die von
dem Spiel ausgehen, komplexer werden. Störungen von
außen sollten eher ausgeblendet werden können. Das
heißt, es können jetzt mehr Kinder am gemeinsamen
Spiel teilnehmen, das Spiel muß nicht mehr ausführlich
vorbesprochen werden.

Diese Behandlung sollte mehrmals pro Woche durchgeführt und über mehrere Wochen durchgehalten werden. Auch können neben einer Krankenhausbehandlung Eltern und Erzieherinnen einbezogen werden, etwa indem sie an den Stunden teilnehmen bzw. das Programm ganz oder teilweise auch zu Hause durchführen. Dabei ist der Aufbau einer positiven Eltern-Kind-Beziehung besonders wichtig. Häufig hat sich ja schon eine belastete Wechselbeziehung durch die zahlreichen Probleme und die elterlichen Sanktionen eingestellt. Diese gilt es zunächst einmal aufzulösen. Dazu hat Barkley Hinweise für eine Mutter-Kind-Spielstunde gegeben, die helfen soll, die Beziehung gerade bei schwierigen Kindern zu verbessern (vgl. Barkley 1991):

1. Wählen Sie täglich einen Zeitpunkt aus, der zur besonderen Spielzeit für Sie und Ihr Kind wird (20 Min.).
2. An dieser Spielzeit dürfen keine anderen Kinder teilnehmen.
3. Eröffnen Sie die Spielzeit etwa so: »Jetzt ist unsere besondere Spielzeit. Was möchtest du gerne tun?«
4. Entspannen Sie sich! Beobachten Sie, was das Kind macht, dann versuchen Sie mitzuspielen.
5. Beschreiben Sie einfach laut, was Ihr Kind tut.
6. Stellen Sie keine Fragen, und sagen Sie dem Kind nicht, was es tun soll.
7. Loben Sie das Kind gelegentlich, oder sagen Sie ihm etwas Nettes.
8. Wenn das Kind problematisch wird, schauen Sie einfach weg. Wenn das Verhalten anhält, dann beenden Sie die Spielzeit und sagen dem Kind, daß Sie mit ihm gerne weiterspielen, wenn es wieder bessergeht.

Diese Anweisungen sind leicht zu lesen und schwer umzusetzen!

Als günstig hat es sich erwiesen, wenn die Eltern, Mutter oder Vater, das entsprechende Verhalten mit Hilfe eines Therapeuten einüben können. Gleichzeitig können dann auf- tretende Gefühle besprochen und Rückmeldungen über gelaufene Versuche einbezogen werden. Aber auch ohne Therapeutenbetreuung wird durch das dargestellte Programm die Zielrichtung der Beeinflussung deutlich:

- Spielsituationen sollten bei Problemen zunächst vereinfacht werden, um ablenkende Reize auszuschalten.
- Die Beziehung vom Erwachsenen zum Kind sollte – unabhängig von allen vorausgegangenen Erfahrungen – von einer positiven Grundhaltung getragen sein.
- Das, was gerade getan oder auch geplant wird, sollte sprachlich ausgedrückt werden.
- Alle erfolgreich überstandenen Spiel- und Beschäftigungsphasen des Kindes, die zunehmend anspruchsvoller werden können, sollten von Erwachsenen gelobt und verstärkt werden.
- Alle Situationen sollten so geplant sein, daß am Ende die erreichten Erfolge die Mißerfolge überwiegen.
- Die Handlungen des Kindes sollten immer selbständiger und selbstkontrollierter werden.

Diese sicherlich vereinfachten Regeln können von allen bemühten Eltern berücksichtigt und in ihre Erziehungsüberlegungen einbezogen werden.

3.5 Dyskalkulie in der Schule

Es ist Aufgabe der Grundschule, die Kinder in die Kulturtechniken, nämlich Lesen, Schreiben und Rechnen, einzuführen und darin zu fördern. Deshalb werden häufig Schwierigkeiten eines Kindes im Umgang mit Zahlen zu dieser Zeit erst auffällig. Auch wenn das Kind vor der Schulzeit schon imstande war zu zählen, können trotzdem beim Rechenlehrgang Probleme auftreten, denn das Zählen kann rein mechanisch gewesen sein. Der Umgang mit Mengen, das Überblicken von Größenverhältnissen oder das Verstehen mathematischer Symbole wie »größer« oder »kleiner« erfordert andere Fähigkeiten als das Aneinanderreihen von Ziffern. Deshalb sollte bei Problemen im Rechnen nicht gleich die Schule verantwortlich gemacht werden. Erst einmal wäre es wichtig, dem Kind spielerisch bestimmte Mengen oder Zahlen vorzugeben, die in der Schule schon behandelt wurden, um herauszufinden, wo die Probleme liegen könnten.

Vielleicht ist es nur ein Merkmal von Ängstlichkeit, die das Kind hindert, unbefangen mit Mengen und Größen umzugehen. Vielleicht aber fällt auch die Zuordnung von Mengen zu Ziffern oder das Umkehren von bestimmten mathematischen Prozessen schwer. Anhand der im Text vorangegangenen Beschreibungen kann vielleicht die Mutter schon eine Hypothese entwickeln, welcher Art die Probleme ihres Kindes sind. Über diese Beobachtung sollte auf alle Fälle mit der Lehrkraft gesprochen werden, auch um die eigenen Hypothesen mit denen der Lehrerin abzustimmen.

Dyskalkulie ist leider im Bereich der Schule noch nicht sehr bekannt, und viele Lehrkräfte haben davon noch kaum etwas gehört. Das ist relativ unbedeutend, wenn die Lehrerin oder der Lehrer einen guten sozialen Bezug zu den Kindern hat, auch mit Schwierigkeiten umgehen kann und auch erfahren im Rechenlehrgang ist. Dann kann durch Differenzierung, also durch das Vergeben besonderer Aufgaben für die Kinder, die dem normalen Unterricht noch nicht folgen können, sehr viel aufgefangen werden. Leider aber gibt es auch Lehrer, die wenig Verständnis für Abweichungen vom normalen Lernprozeß haben. Sie meinen manchmal, daß durch Druck oder Kontrolle die Normalität schnell wiederhergestellt werden kann. Anstelle einfacher oder passender Aufgaben werden nun immer mehr (zu schwierige) Übungsaufgaben gestellt, ohne nach der konkreten Beeinträchtigung zu forschen.

Lehrkräfte tendieren in ihren pädagogischen Zielen sowieso oft dazu, gleich wieder die Normalität oder den Gleichschritt herbeiführen zu wollen. Abweichungen vom »normalen« Lernprozeß werden als Störungen empfunden und von manchen gar als Infragestellen der eigenen Fähigkeiten interpretiert. Anstatt bei Problemen nach den Ursachen und den gezielten Hilfen zu sehen, die zwar das Problem nicht beheben, aber vielleicht lindern können, werden das »richtige« Rechnen und das sofortige Aufholen angemahnt. Während Sozial- oder Sonderpädagogen viel häufiger nach der kleinen Alternative, dem nächsten Schritt oder der konkreten Hilfe suchen, ist der Blick von Lehrerinnen und Lehrern eher auf das zu erreichende Lernziel gerichtet. Was erreicht werden muß, muß von allen gleichermaßen und möglichst zu gleicher Zeit erreicht werden.

Um das zu ändern – vor allem im konkreten Problemfall –, nützt es wenig, all diese Überlegungen in Schuldzuweisungen oder Vorwürfe an Lehrer zu kleiden. Denn das Denken der Lehrkräfte ist, auf die ganze Klasse bezogen, durchaus richtig und fruchtbringend. Zum Lernen von Kindern gehören auch die Anforderung, der Wettbewerb und die Zielerreichung. Daneben muß aber auch das Anderssein noch zu seinem Recht kommen. Dafür aber kann nur geworben werden. Am besten gelingt das wohl, wenn Eltern die Lehrkraft ihres Kindes auf dessen Verhalten neugierig machen können, etwa indem gefragt wird, ob ein beobachtetes Verhalten auch schon festgestellt wurde. Lehrer müssen in ihrer Kompetenz gestärkt und anerkannt werden, dann werden sie auch Kraft genug haben, sich um den Einzelfall zu kümmern, denn ihre Hauptlast sind die Anforderungen der vielen Kinder, neben all den Besonderheiten.

4. Literatur

Atzesberger, M.: Zur Überwindung der Hilflosigkeit von Schulen bei normalbegabten Kindern mit Rechenschwäche. In: Dummer, L. (Hrsg.): Legasthenie, Bericht über den Fachkongreß 1986. Emden 1987, S. 349–360

Augustin, A.: Ergotherapie bei hyperaktiven Kindern. In: Franke, U. (Hrsg.): Aggressive und hyperaktive Kinder in der Therapie. Berlin 1988, S. 43–70

Ayres, J.: Bausteine der kindlichen Entwicklung. Berlin 1984

Barkley, R. A.: Defiant children. In: Zeitschrift für Kinder- und Jugendpsychiatrie, Band 19, Heft 4, Dezember 1991, S. 259

Dichgans, J.: Die Plastizität des Nervensystems. In: Zeitschrift für Pädagogik, Heft 2/94, S. 229–246

Döpfner, M./Sattel, H.: Verhaltenstherapeutische Interventionen bei hyperkinetischen Störungen im Vorschulalter. In: Zeitschrift für Kinder- und Jugendpsychiatrie, Band 19, Heft 4, Dezember 1991, S. 254–262

Jacobson, S.G./Mohindra, I./Held, R.: Monocular visual form deprivation in human infants. In: Documenta Ophthalmol. 55, 1983, S. 199–211

Lehmkuhl, U.: Überlegungen zur Therapie hyperaktiver und aggressiver Kinder. In: Franke, U. (Hrsg.): Aggressive und hyperaktive Kinder in der Therapie. Berlin 1988, S. 83–96

Lehmkuhl, U./Lehmkuhl, G.: Der Beitrag der Individualpsychologie Alfred Adlers zum Verständnis der frühen Störungen. Praxis der Psychotherapie u. Psychosomatik 32, 1987, S. 119–127

Malchau, M.: Dyskalkulie bei Kindern. (Diplomarbeit) Lüneburg 1992

Marcus, A./Rothenberger, A.: Neurophysiologische Untersuchungen zu Hirnfunktion und Verhalten bei Kindern mit Hyperkinetischem Syndrom. In: Czerwenka, K. (Hrsg.): Das hyperaktive Kind. Weinheim 1994, S. 128–143

Piaget, J.: Das Erwachen der Intelligenz beim Kinde. Stuttgart 1973, 2. Aufl.

Schmassmann, M.: Dyskalkulie-Prävention im schulischen Alltag. In: Brunsting, M./Keller, H.-J./Steppacher, J. (Hrsg.): Teilleistungsschwächen. Prävention und Therapie. Luzern 1990

Schmitz, G./Scharlau, R.: Mathematik als Welterfahrung. Bonn-Bad Godesberg 1980

Stork, J.: Über die psychischen Hintergründe des hyperkinetischen Verhaltens. In: Kinderanalyse 1, Heft 2, 1993, S. 203–230

II. Ernstfall Schulzeit

Roswitha Bolvansky

Wege zur Verbesserung
der Lernsituation

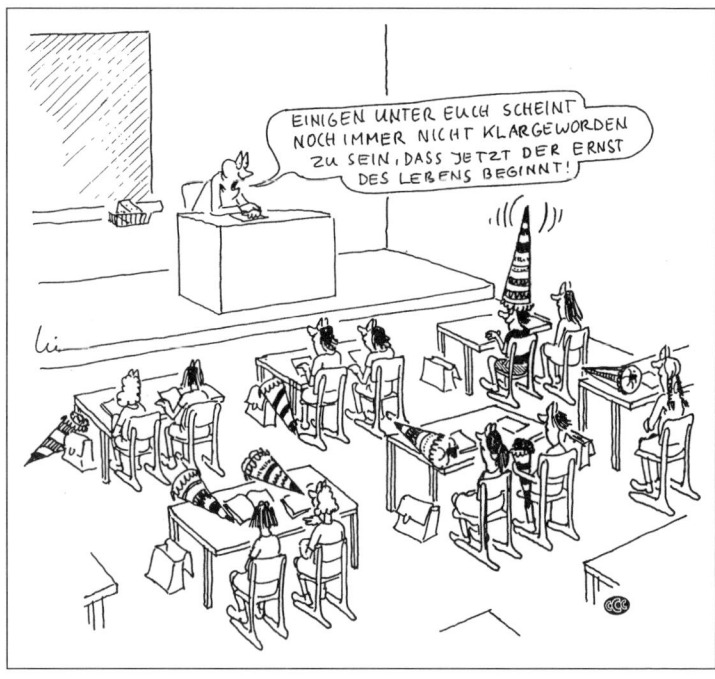

Erik Liebermann, Cartoon-Caricature-Contor, München

1. Zwei Fallbeispiele

Hans

Als Hans in die Schule kommt, hat er bereits einen »Ruf«. Er stört andere Kinder, ist unruhig, drängt sich ständig in den Vordergrund, fängt Streit an und erfindet gemeine Schimpfnamen für schwächere Kinder, wobei er genau den empfindlichen Punkt trifft.

Schon am ersten Schultag ist seine enorme Anstrengung zu bemerken, es recht zu machen. Er sitzt verkrampft, schwitzt vor Eifer und bohrt seinen kleinen Finger regelrecht in die Luft. Alles sieht nach ungebändigter Kraft aus. Es fallen aber auch Ticks auf. Ständig reißt er den Mund auf, und bei geistiger Anstrengung schneidet er Grimassen.

Freiarbeit findet er »blöde«. »Da weiß ich nie, was ich machen soll.« Er stört andere bei der Arbeit und läuft unruhig umher. Im lehrergeleiteten Unterricht arbeitet er eifrig mit, ruft aber ständig dazwischen.

Beim Sport wirft er sich oft mit solcher Gewalt auf den Boden, daß man um seine Gesundheit fürchtet.

Es vergeht keine Pause ohne Beschwerde über Hans.

Die Mutter kennt die Schwächen ihres Sohnes genau. Er ist auch bei den Verwandten nicht gern gesehen, weil er in allem übertreibt. Sie sucht das Gespräch mit der Lehrkraft, erzählt offen von der Rivalität zwischen ihren beiden Buben, ihren Versuchen, durch klare zeitliche Einteilung, bewußte Zuwendung und angemessene Forderungen die Lage in den Griff zu bekommen. Sie erzählt von belastenden Ratschlägen und den Anstrengungen des Alltags, aber auch von den liebenswürdigen Seiten ihres Sohnes. In vielen offenen Gesprächen entwickelt sich langsam eine gemeinsame Erziehungsstruktur zwischen Elternhaus und Schule.

Hans geht zum Fußball. Dort hat er zwar allerhand Schwierigkeiten, da er sich schlecht einordnen kann und auch die Lage nicht überblickt, aber sein Einsatz macht vieles wett. Sein Trainer hat großes Verständnis und besteht auf der Einhaltung weniger, aber klarer Regeln, die Hans bald auf den Alltag überträgt:»Beim Fußball hättest du die rote Karte!«

Zu Hause bekommt er ein eigenes Zimmer, in das er sich zurückziehen kann. Jeden Abend gibt es eine halbe Stunde Vorlesen und Schmusen für ihn allein. Er bekommt den sehnlichst gewünschten Hund. Essenszeiten und Hausaufgabenzeiten müssen genau eingehalten werden.

In der Schule kann Hans noch nicht alleine arbeiten. Er braucht die Anleitung der Lehrkraft oder die Kooperation eines Mitschülers. Dabei greift er in der Freiarbeit sogar auf Schüler zurück, die er im Kindergarten mit Schimpfnamen bedachte. Seine Konzentrationsphasen erhöhen sich von 5 auf 20 Minuten.

Als auf eine Beschwerde nach der Pause hin die Lehrkraft die ungerechtfertigte Anschuldigung aufdeckt und zu ihm hält, wird er sichtlich selbstbewußter. Er beginnt, alleine zu arbeiten und weniger oft dazwischenzurufen. Die Mitschüler nehmen ihn gut an, bewundern ihn teilweise sogar wegen seines »Mutes«.

Trotz guter Intelligenz und hervorstechender mündlicher Mitarbeit bleibt er jedoch bei schriftlichen Arbeiten in den ersten beiden Schuljahren nur mittelmäßig.

In den anschließenden beiden Schuljahren hat Hans eine neue Lehrkraft. Sie ist sehr geduldig, fühlt sich aber bald durch Hans überfordert, wobei sie kaum konkret beschreiben kann, was sie jetzt »nervt«.

Eine Erziehungshilfe wird in Anspruch genommen. Sie diagnostiziert Hyperaktivität. Durch die Koordination von Elternhaus und Schule, durch Selbstkontrollverfahren und kinesiologische Übungen wird Hans zwar nicht weniger nervig, aber seine Leistungen bessern sich. Im übrigen fällt der Erziehungshilfe auf, daß Hans im Pausenhof zu einer Art Buhmann geworden ist. Diese Beobachtung hilft der Mutter sehr. Sie regt sich nicht darüber auf, sondern sie hält noch fester zu ihrem Sohn. Inzwischen ist Hans im Gymnasium.

Jochen

Jochen eilt ebenfalls ein »Ruf« voraus, als er in die Schule kommt. »Er ist schlimm.« Konkreteres ist nicht zu erfahren, außer, daß das kein Wunder ist, bei »der« Mutter.

Als Jochen bereits in der ersten Klasse keine Arbeit beendet und oft Hausaufgaben vergißt, wird die Beratungslehrerin eingeschaltet. Mit der Mutter und der Lehrkraft werden Strategien entworfen, Jochen einen festen Rahmen zu geben. Bestimmte Hausaufgabenzeiten, aufgeräumter Arbeitsplatz in der Schule und zu Hause, diskrete Hilfe durch die Lehrkraft.

Da sich nichts ändert und Jochen außerdem anfängt, andere Kinder zu stören, die Mutter aber vermutet, daß Jochen Schulangst habe, wird der Schulpsychologe hinzugezogen. Nach einigen Sitzungen mit Entspannungsübungen und dem Rat an die Mutter, mit Liebe und maßvoller Strenge zu erziehen, leitet er ihn an einen Spieltherapeuten weiter.

Nach zwei Jahren spricht Jochens Lehrkraft die Schuljugendberaterin an, es sei mit dem Jungen nicht mehr auszuhalten. Die Mutter stimmt einer Beratung zu, sie ist inzwischen völlig am Ende ihrer Kraft, da sie nur noch Beschwerden über ihren Sohn hört. Auch in der Ehe gibt es Probleme, da der Vater die Erziehung ganz auf die Mutter abschiebt.

Der Spieltherapeut ist froh, den Jungen abgeben zu können, da er überhaupt nicht an ihn »herankommt«. Jochen sitze teilnahmslos da oder störe.

Auch die Schuljugendberaterin kommt erst mal nicht an ihn »heran«. Jochen scheint depressiv. Alles ist ihm egal. Er verträgt weder Berührungen noch Lob. Im Unterricht fällt ihr Jochens ständiges Herumspielen und unkontrolliertes Reagieren auf alle Störungen auf. Alles kommentiert er laut: das Husten einer Schülerin und den Vogel, der draußen vorbeifliegt. Andere in der Klasse beginnen, ihn mit Bemerkungen zu reizen. Sie haben sichtlich Freude an seiner Reaktion. Im Pausenhof steht er entweder allein oder spielt mit sehr viel jüngeren Kindern, mit denen er offensichtlich keine Probleme hat.

Das gleiche beobachtet die Mutter am Nachmittag. Er will Fußball spielen, fliegt aber bald aus der Mannschaft. Er will mit seinem Vater werken, bekommt aber nichts zu Ende. Mit jüngeren Kindern kommt er gut zurecht. Vielleicht entsprechen sie seinem Entwicklungsstand, vielleicht tut ihm ihre Unterlegenheit gut. Er geht keineswegs überheblich mit ihnen um, sondern fast fürsorglich.

Lehrkraft und Mutter sind bereit zu kleinsten Schritten. Es wird erarbeitet, welche Form von Lob Jochen erträgt, und er wird nun für wünschenswertes Verhalten durch Schwimmbadbesuche belohnt. Erst in Einzel-, dann in Partner- und schließlich in Gruppenarbeit (Mitschüler) wird Sozialverhalten eingeübt. Aber Jochen hält nicht durch, ebensowenig Mutter und Lehrkraft.

Die Schuljugendberaterin vermutet Hyperaktivität und bittet die Mutter, zu einem Kinderpsychiater zu gehen. Nach einer langen Beobachtungsphase durch Mutter und Lehrkraft wird die Vermutung bestätigt. Jochen erhält Ritalin. Die Schuljugendberaterin arbeitet wöchentlich mit ihm (Verhaltenstherapie). Er ist nun fähig, sich zu entspannen, Abmachungen einzuhalten, Berührungen zu ertragen, Gefühle zu äußern. Alles jedoch nur in kleinen Schritten. Ein Jahr lang geht es besser, Jochen ist zwar kein Musterkind, aber erträglich. Auch die schulischen Leistungen stabilisieren sich zur Mitte hin.

Jochen kommt in die Hauptschule. Die neue Lehrkraft ist völlig gegen Medikamente. Sie überzeugt die Mutter, daß es auch ohne geht. Es komme nur auf die richtige Erziehung an. Anfänglich sind alle begeistert. Wöchentlich wird telefoniert. Zwar sinken Jochens Leistungen ab, aber er ist körperlich ruhiger. Dafür macht er verbalen Terror. Als die Lehrkraft eines Tages im Schullandheim mit- bekommt, wie er in übelster sexistischer Anmache ein Mädchen völlig fertigmacht, ist es mit ihrer Geduld zu Ende.

Wieder wird die Kinderpsychiatrie eingeschaltet. Es ist inzwischen eine andere Ärztin dort. Bei einem Gespräch zwischen Ärztin, Eltern und Lehrern kommt es zu enormen gegenseitigen Anschuldigungen. Die Eltern erkennen in den Schilderungen der Lehrer ihr Kind nicht wieder, wollen für das schulische Verhalten die Verantwortung nicht übernehmen. Zu Hause sei Jochen ganz anders. Es werden mehrere Vorschläge aufgeführt, von der Einweisung in die Psychiatrie über eine heilpädagogische Einrichtung bis zum Schulortwechsel (wobei Jochen wieder Medikamente und Verhaltenstherapie erhalten soll). Die Eltern zögern die Entscheidung hinaus, bis die Lehrkraft jegliche Zuwendung verweigert, was schließlich zu dem Ergebnis führt, daß Jochen in die Psychiatrie eingewiesen wird.

Nach einigen Wochen der Beobachtung wird er in eine heilpädagogische Einrichtung überwiesen. Dort wird er die nächsten zwei Jahre verbringen. Nach Auskunft der Ärztin höchste Zeit, um zu verhindern, daß er kriminell wird. Die anderen Schüler der Klasse sind vor ihm zu schützen, und die Eltern sollen die Möglichkeit haben, an ihrer Beziehung zu arbeiten.

Beide Schüler kamen vorbelastet in die Schule. Bei beiden wurde Hyperaktivität diagnostiziert aufgrund ihres unkontrollierten, nervenden Verhaltens, das auch als Ursache für auftretende schulische Minderleistungen gesehen wurde.

Mit beiden Kindern wurde gearbeitet, allerdings mit sehr unterschiedlichem Erfolg.

2. Wege zum erfolgreichen Umgang mit hyperaktiven Kindern

In der Reflexion beider Verläufe soll der Versuch gemacht werden, mögliche Wege zum erfolgreichen Umgang mit hyperaktiven Kindern aufzuspüren.

Dabei ist klar, daß jeder Fall individuell zu sehen ist und Erziehung und Therapie immer auch Experimente sind.

»Man braucht Rezepte. Kein Rezept ist brauchbar.«
(Ruth Cohn)

Rezepte passen eben immer nur zu einem bestimmten Menschen in einer bestimmten Situation. Herausfinden, was paßt, kann immer nur der Betroffene. Trotzdem gibt es allgemeingültige Bedingungen, unter denen Lernen erfolgreich sein kann.

Nach Cohn (1993) wird jede Lernsituation durch vier Faktoren beeinflußt.

Lebendiges, erfolgreiches Lernen setzt ein ständiges Ausbalancieren aller vier Faktoren voraus.

Bildlich kann sich jeder in der Mitte des Kreises einen Faden vorstellen. Daran aufgehängt wird dieser Kreis immer in Bewegung sein, soll aber nie nach einer Ecke hin »lastig« (problembeladen oder übergewichtet) bleiben.

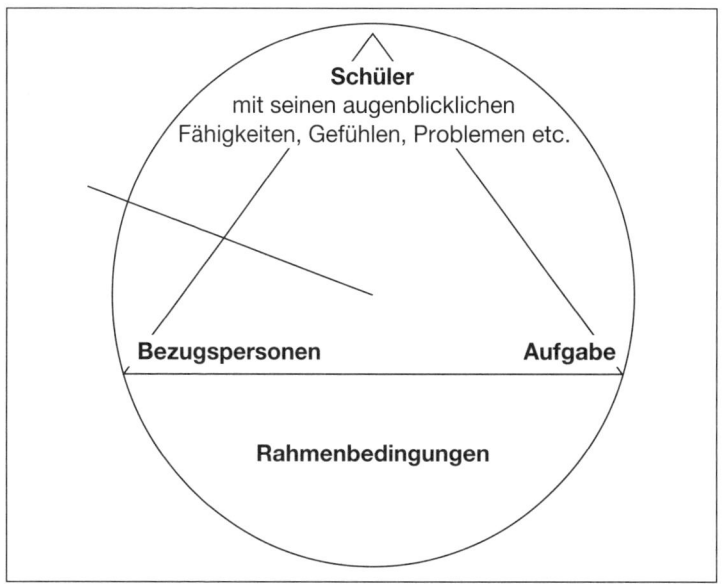

2.1 Erster Faktor: Der Schüler

Betrachten wir zuerst den Schüler.

Sowohl Hans als auch Jochen rufen zwar schon im Kindergarten ein Stöhnen der Erzieher hervor, zum echten Problem wird ihre Art aber erst in der Schule. Denn nun ist eine gewisse Anpassung unerläßlich. Sie ist Voraussetzung, daß in großer Gemeinschaft auch gelernt werden kann.

▶ Hyperkinetische Kinder lassen sich leicht ablenken, und ihre Konzentrationsstörungen werden im Unterricht zum Problem:

Hans kann nicht alleine arbeiten. Schriftliches erledigt er unter seinem Niveau. Jochen beendet keine Arbeit, vergißt Hausaufgaben, spielt ständig herum und reagiert auf jede noch so kleine Störung. Schon hier wird deutlich, daß Jochens Probleme größer sind.

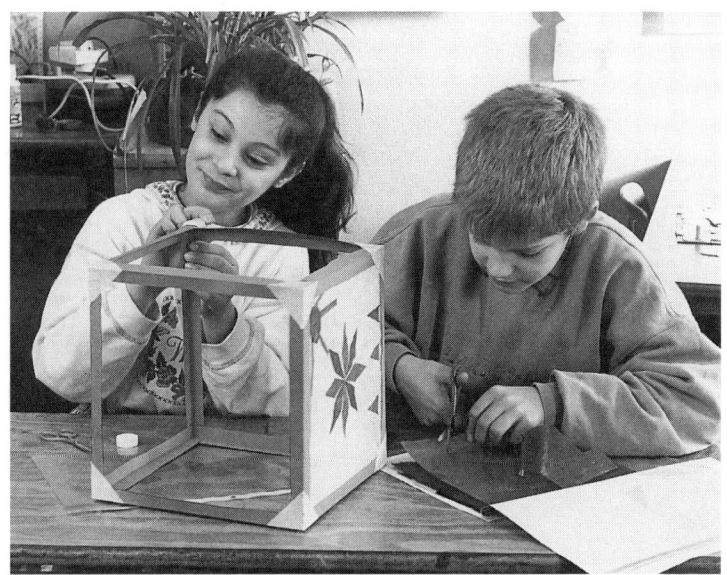

Foto: Michael Seifert

Konzentration ist aber keine Gabe, die Kinder in die Wiege gelegt bekommen, sie müssen sie schrittweise erlernen. Nach Montessori (1987) benötigen Kinder dazu konkrete Gegenstände. Sie müssen be»greifen«.

Der Gegenstand muß außerdem vom Kind frei nach *Interesse* gewählt werden dürfen, wobei das Angebot an Gegenständen natürlich sorgfältig vom Erzieher ausgewählt werden muß. (Es gibt heute eine Fülle von Lernspielen für alle Bereiche.)

Der Erzieher ist *Vorbild*, er führt den Vorgang geordnet vor, ohne das Kind mit Worten zuzudecken, er muß sich zurückziehen, wenn das Kind arbeitet, jede Unterbrechung zerstört den Aufbau der Konzentrationsfähigkeit. Mit der Zeit wird das Kind selbständig und kann im Lernprozeß auf Hilfen verzichten.

102

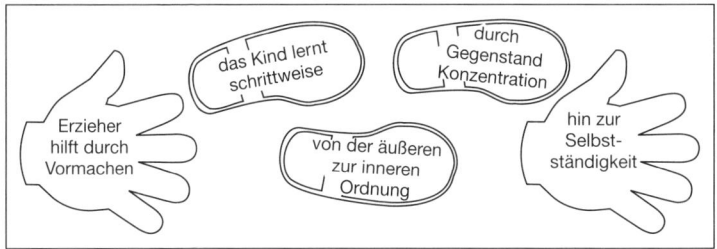

Dies gilt für alle Kinder. Bei hyperkinetischen Kindern, bei denen man eine Entwicklungsverzögerung der Reizverarbeitung im Gehirn vermutet, ist besonders darauf zu achten, daß möglichst *viele Sinne* (hauptsächlich Muskeln und Gelenke, Bewegung und Schwerkraft, Berührung und Tastsinn; vgl. Ayres 1984) angesprochen werden, um die Reizverarbeitung im Gehirn zu unterstützen.

Alle eintreffenden Empfindungen müssen im Gehirn geordnet und zugeordnet und die im Moment wichtigen von unwichtigen unterschieden werden.

Bis zum Alter von sieben Jahren ist das Gehirn vorwiegend eine »Verarbeitungsmaschine« sinnlicher Wahrnehmungen. Es erfaßt die Bedeutung der Dinge direkt über die Empfindung (hauptsächlich über Bewegung und Berührung, Geruch und Geschmack).

Hören und Sehen spielen ebenfalls eine große Rolle, werden aber heute eher überbetont. Nach unzähligen Sinneserfahrungen reagiert der Körper schließlich auf viele Dinge richtig und »automatisch«. Das ist wichtig, damit das Kind sich nun von den eigenen Empfindungen lösen und seine Wahrnehmungen auf Geschehen außerhalb seines Körpers wenden kann. Erst dann wird Konzentration auf einen Lerngegenstand möglich.

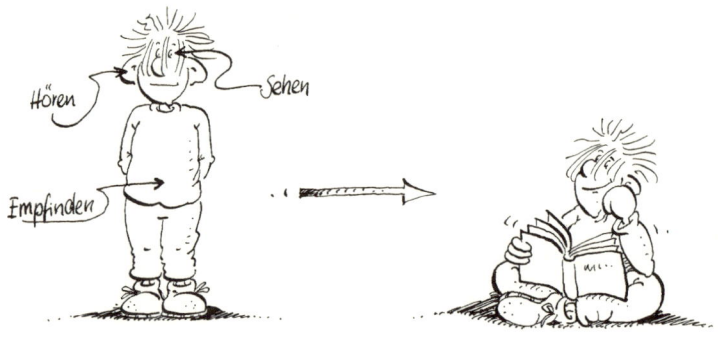

Dieser Lerngegenstand muß aber durch eigenes Handeln be»griffen« werden. Durch vielfältige Handlungen und Erfahrungen schafft sich das Kind eine bildhafte Vorstellung im Kopf und kann nun auch rein verbale Erklärungen verstehen.

Beispiel für ein Arbeitsmaterial, bei dem *viele Sinne* angesprochen werden und der Bewegungsdrang zum Lernen genutzt wird:

Das Lernspiel kann selbst hergestellt oder bei den Regens-Wagner Werkstätten, 89407 Dillingen a. d. Donau, Tel. 0 90 71/5 02-1 51 bestellt werden.

»Zehnerstrahl mit Reissäckchen« zum Zählen und Rechnen bis 10 (nach Geßlein/Lippert 1987, S. 100)

Herstellung

- Zahlenstreifen von 1 bis 10, 21 cm breit, 3 m lang aus Leder oder Bodenbelagresten.
- Jedes Zahlenfeld hat die Größe eines DIN-A 4-Blattes, damit es abgelaufen werden kann.
- Säckchen: Jede Menge von 1 bis 10 erhält eine andere Farbe. Der Stoff wird in DIN A 5 zugeschnitten, zusammengenäht und mit einer kleinen Tasse Reis gefüllt.

Anwendung

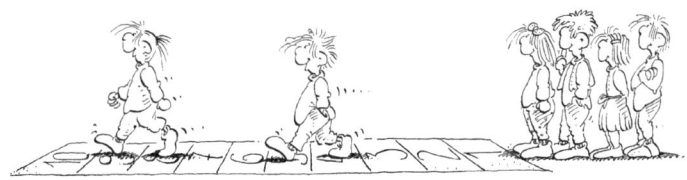

● Zahlenstrahl ausrollen und ablaufen, dabei laut zählen (Schulung von Rhythmus und Raumerfahrung).

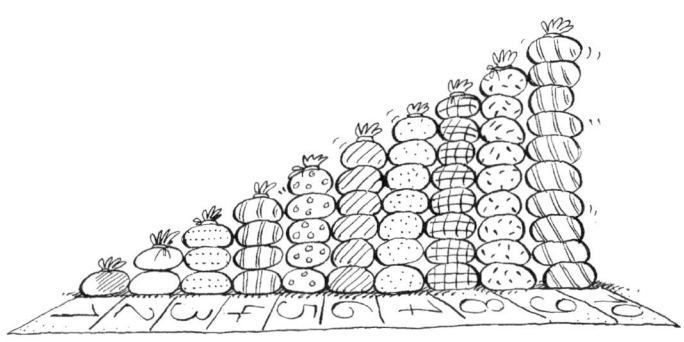

● Säckchen je Farbe abzählen und die Zahl zuordnen als Treppe oder Turm (Zahlen werden über Gewicht, Höhe, Länge erfahren).

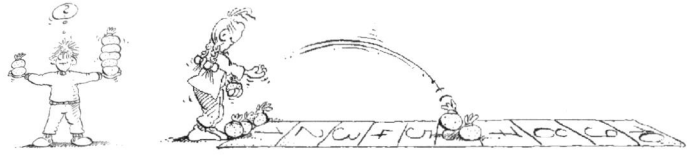

● Eine bestimmte Farbe/Anzahl von Säckchen wählen, vor dem Zahlenstrahl stehend die Säckchen auf die richtige Ziffer werfen (Raumerfahrung und Bewegungskontrolle werden geschult).

- Auf den Bauch legen, Erzieher nimmt eine Anzahl Säckchen und legt sie auf den Rücken, das Kind spürt, wie viele es sind (Muskelsinn/Körpererfahrung wird geschult).
- Arme ausstrecken, Augen schließen, der Erzieher legt auf beide Hände eine Anzahl Säckchen. Welche Seite ist schwerer? (Schwerkraft wird eingesetzt und geschult.)
- Plus- und Minusaufgaben durch Dazulegen und Wegnehmen von Säckchen (be»greifen«) oder Springen auf dem Zahlenstrahl (er»fahren«) erlernen (durch Handeln und Bewegung werden die Zeichen + und – klar).

Für hyperkinetische Kinder müssen die einzelnen *Lernschritte* außerdem überschaubar gehalten werden. Sie brauchen nach jedem Schritt *sofortige Rückmeldung* und müssen die Möglichkeit der *häufigen Wiederholung* haben.

Hier das Beispiel eines Arbeitsmaterials zum Lesen und Rechtschreiben, das das eigene Handeln betont, kleinschrittig aufgebaut ist und Selbstkontrolle materialimmanent enthält:

»Buchstabieren«

Es besteht aus Bildkarten, die in Themenbereiche geordnet sind und auf denen die passenden Wörter mit Buchstabenkärtchen aufgelegt werden. Das Besondere sind die Zapfen an der Unterkante der Buchstabenkärtchen. Sie *verhindern* mit Hilfe einer Lochkarte sofort bei jedem Buchstaben, daß *Fehler* gemacht werden, so daß das Kind *selbständig* arbeiten kann.

Dadurch wird es unabhängig von Lob, Kritik und Bereitschaft eines Erwachsenen, es kann, so oft es will, wiederholen und gewinnt dadurch nicht nur an Lese- und Rechtschreibfertigkeit, sondern auch an Selbstbewußtsein.

Das Spiel kann in obengenannten Werkstätten fertig erworben werden oder in Spielwarengeschäften gekauft und lerngerecht aufbereitet werden.

Die Buchstaben müssen geordnet werden (Streichholz-schachteln). Es ist günstig, die Worte zu strukturieren, indem man die Selbstlaute mit einem Folienstift blau einfärbt.

Anwendung

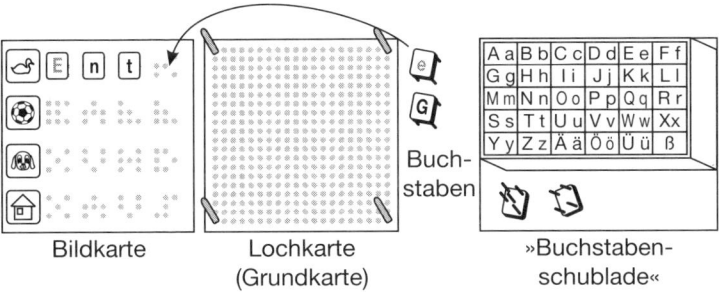

Bildkarte   Lochkarte   »Buchstaben-
            (Grundkarte)   schublade«

Eine Bildkarte wird auf die Grundkarte gelegt (Lochkarte). Die entsprechenden Buchstaben zum Wort werden herausgesucht und aufgelegt. Bei falschen Buchstaben passen die Zapfen an der Unterseite nicht in die Lochkarte.

Eine weitere Hilfe und Kontrolle sind die Wortvorgaben auf einer Wortliste. Hier kann auch nachgeschaut werden, wenn der Begriff zu einem Bild nicht gefunden wird. Es ist günstig, diese Liste zu kopieren und zu zerschneiden, so daß für jede Bildtafel ein eigenes Hilfs- und Kontrollkärtchen entsteht.

Weitere Beispiele für ganzheitliches Lernen:

● Das Einmaleins kann (nachdem der Aufbau verstanden wurde) rhythmisch durch Laufen, Hüpfen, Klatschen zum Sprechen der Reihen automatisiert werden.
● Buchstaben können mit dem Körper nachgestellt, durch Geschichten in der Vorstellung verankert, durch Backen und Aufessen »verinnerlicht« werden.

- Gewicht, Volumen, Menge, Zeit können tagtäglich durch Bewußtmachen und Vergleichen von leichter – schwerer, faßt mehr – faßt weniger (verschiedene Gefäße ins Schwimmbad mitnehmen!), länger – kürzer, weniger – mehr, öfter – seltener, vorhin – jetzt, jetzt – nachher körperlich erfahren werden.

- Kinder – und besonders hyperkinetische Kinder – können über Worte, über Erklärungen nicht be»greifen«. Begriffe müssen körperlich zugrunde gelegt werden, bevor sie verinnerlicht und wieder in Handlung umgesetzt werden können.

Beispiel: Das Herz ist mir »schwer«.

»schwer«: Ein Stein ist schwer (schwerer als ein gleich großer Ball).

Eine Aufgabe ist schwer (weil ich sie nicht verstehe).

Die Waage mißt, was schwerer oder leichter ist.

Was nach unten zieht, ist schwerer.

Wenn mein Gefühl »unten« ist, zieht es Schultern und Mundwinkel nach unten.

Wenn mein Herz schwer ist, spüre ich ein Gewicht in der Brust.

Egal wo das Kind »einsteigt«, irgendeine Erfahrung ist nötig, um zu übertragen. Das bedeutet: Kinder brauchen Naturerlebnisse (Primärerfahrungen), damit sie Sprache überhaupt verstehen und anwenden, auf sprachliche Anweisungen hin reagieren können:

»Wind« muß gespürt, in seinen Auswirkungen beobachtet werden.

»Wald«, d. h. Bäume, Farben, Gerüche, Geräusche, Tiere, Bewegungen, federnden Boden, Ruhe, Überraschungen und vieles mehr erleben.

- Das *Fernsehen* kann diese Erlebnisse nicht ersetzen. Gerüche, Empfindungen der Haut, der Muskeln und Raumerfahrungen kann es nicht übermitteln. Das Kind scheint zwar konzentriert, da aber alle 2 bis 3 Sekunden eine andere Ein-

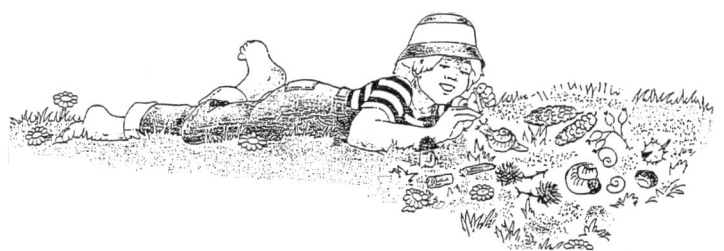

(Aus: Distel – Zeitschrift des Fördervereins für Umwelterziehung, Würzburg.)

blendung folgt, kommt es nur der Reizoffenheit der Kinder entgegen, erhöht aber auch ihre Reizfilterschwäche und verhindert gerade die Konzentration, das Verweilen bei einem Bild. Deshalb genügt eine Sendung pro Tag (fürs Vergnügen und als Verschnaufpause für die Mutter!).

Nach Ayres (1984, S. 45) erfordern Raumwahrnehmung, Sprache und Denken gut abgestimmte Zusammenarbeit beider Hirnhälften. Bei den meisten Menschen geschieht das automatisch. Erfolgt sie jedoch nicht gut genug, so sieht man die Effekte beim Lernen und Verhalten.

Deshalb versucht man seit einiger Zeit durch kinesiologische Übungen (Überkreuzübungen und Stimulation durch Massage), die in Reha-Kliniken für Hirnverletzte entwickelt wurden, auch Kindern mit Lern- und Verhaltensproblemen zu helfen. Da dieser Bereich theoretisch nicht abgesichert ist – und dadurch im Therapiebereich leider auch oft ins Esoterische abrutscht –, werden diese Hilfen sehr kritisch betrachtet, obwohl die Übungen in der Praxis gute Erfolge bringen. Ein Allheilmittel sind sie aber sicher nicht.

In ihrem Buch »EK für Kinder« (Dennison/Dennison 1987), das die Dennisons für Erzieher schrieben, sind die Übungen leichtverständlich dargestellt. Hier sind einige zum Ausprobieren aufgezeichnet:

Gehirnknöpfe reiben: unter Schlüsselbein und Nabel	Cook-Methode: je 1 Min. in einer Acht sitzen, Fingerspitzen zusammenhalten
Überkreuzbewegung oder Hopser	mit Parallelbewegung im Wechsel
die liegende Acht malen: mit beiden Händen, Augen folgen	Elefantenspiel: jeweils ein Ohr auf den Arm und eine liegende Acht malen
einen Schmetterling an der Decke mit den Augen nachzeichnen	Ohrmuscheln massieren von innen nach außen von oben nach unten

Beherrscht das Kind diese Übungen, so arbeiten auch die Gehirnhälften zusammen, und die Übungen sind nicht nötig.

Ansonsten wird empfohlen, sie täglich vor dem Lernen siebenmal durchzuführen. Konzentration kann auch erreicht werden durch:

- *Autogenes Training* (Kassetten)
  Hier ist es jedoch ratsam, die betreffenden Körperteile, die entspannt werden sollen, zu berühren, da dies dem Kind die Orientierung erleichtert.
- *Progressive Muskelentspannung* (Kassetten)
  Hier gilt das gleiche wie für das Autogene Training. Sowohl beim Anspannen als auch beim Entspannen hilft die Berührung.
- *Yoga*
  Es sollte über einen Kurs erlernt werden, da die richtige Körperhaltung überprüft werden muß.

110

- *Tanzen und rhythmische Gymnastik*
  Beides ist eine reizvolle Art, Körperbeherrschung, Rhythmusgefühl und Anpassung zu erlernen. Es erfordert allerdings viel Zeit und Geduld und ein Ansetzen an ganz einfachen Strukturen, die allerdings auch den nötigen Halt bieten.
- *Atemtechnik*
  Beim tiefen Einatmen Hände auf den Bauch legen: Er muß sich heben.
  King-Kong: Einatmen, beim Ausatmen mit den Fäusten auf die Brust schlagen und einen »tierischen« Laut ausstoßen.

▶ Hyperaktive Kinder reagieren impulsiv und können ihr Handeln nicht kontrollieren:

Hans stört andere bei der Arbeit und läuft unruhig umher. Seinen Krafteinsatz kann er nicht kontrollieren, weder anderen gegenüber noch bei sich selbst.

Jochen stört ebenfalls andere. Er spielt ständig herum. Er erträgt keine Berührung. Mit zunehmendem Alter wird die fehlende Kontrolle im Sexualverhalten zum Problem. Er kann Triebe nicht aufschieben und wird dadurch zum Peiniger anderer.

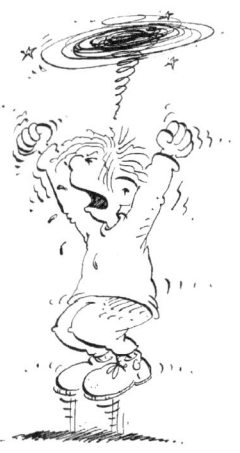

Nach Ayres (1984, S. 136) haben die meisten Kinder mit Wahrnehmungsstörungen Schwierigkeiten in der Verarbeitung ihrer Berührungsempfindungen. Sie zeigen Mißfallen, wenn sie berührt werden, wissen nicht, wo und wodurch sie berührt wurden, weil sie überempfindlich sind.

Deshalb ist das Anstellen in einer Reihe für diese Kinder eine Qual. Sie sollten deshalb immer am Ende der Reihe stehen dürfen. Selbst etwas ertasten gelingt dafür um so besser.

Deshalb ist gerade bei diesen Kindern der *Tastsinn* für den Lernprozeß sehr erfolgreich einzusetzen: Das unkontrollierte Herumspielen wird *kanalisiert und für das Lernen genutzt*.

Das herabgesetzte Gefühl für Tiefensensibilität läßt Hans und Jochen nicht abschätzen, wieviel Muskelkraft für etwas nötig ist. Deshalb mißlingen Annäherungsversuche, Mannschaftssport, ja sogar der Schreibdruck und vor allem der Umgang mit dem eigenen Körper.

Hyperkinetische Kinder lieben meist das Raufen und Ringen. Starke Druckempfindungen ertragen sie eher als ein Streicheln. Ein rauhes Handtuch ist besser als ein weichgespültes. Sie schreiben besser mit Blei- und Farbstiften als mit Füller und Filzstiften, und sie arbeiten gern schwer.

All das hilft ihnen, ein Körpergefühl zu entwickeln, ihren Krafteinsatz abzuschätzen und dies schließlich auch auf andere zu übertragen. Sportarten sollten entsprechend ausgewählt werden.

Gerade hyperkinetische Kinder können über Worte wenig lernen. Diese behindern eher. Es gilt: *Vormachen – Nachmachen.* Erst wenn der Ablauf gelingt, kann man Worte einsetzen.

Für den abstrakten Lernprozeß bei älteren Kindern und zum Steuern der impulsiven, planlosen Vorgehensweise beim Arbeiten haben sich Kärtchen als Hilfe bewährt. Der Erzieher macht den Ablauf vor und legt zu jedem Schritt des Gedankenganges ein Kärtchen (je nach Ablauf):

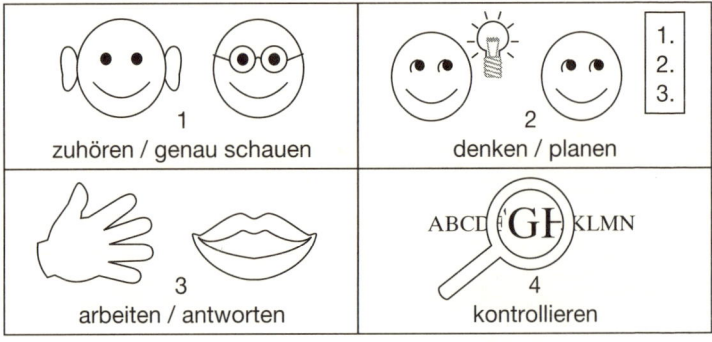

Dabei »denkt« der Erzieher laut (Selbstinstruktion). Dann macht es das Kind nach. Wenn der Ablauf automatisiert ist, kann auf das laute Sprechen verzichtet werden. Später auch auf die Kärtchen.

Auch Jochens sexuelle Übergriffe haben mit der verminderten Körperkontrolle zu tun. Er kann sich nicht in das Mädchen einfühlen, weil er selbst mit seinem Gefühl nicht zurechtkommt. (Verbaler Terror und sexuelles Fehlverhalten lösen im Jugendalter oft die motorische Unruhe ab.)

Möglicherweise kommt hier aber noch ein anderer Faktor, nämlich der des Verwöhnens, hinzu. Nach von Cube (1989, S. 65 f.) haben technischer Überfluß und allgemeiner Wohlstand unserer Zeit die Verwöhnung zu einer Massenerscheinung gemacht. Vorgesehene Potentiale werden nicht mehr gebraucht, sie stauen sich an und werden überschüssig. Früher mußte man etwas tun, um seine Bedürfnisse zu befriedigen (z. B. ernten, putzen, kochen zur Nahrungsaufnahme). Heute geht alles viel schneller. Kinder lernen nicht mehr, ihre Bedürfnisse aufzuschieben, schon gar nicht hyperaktive Kinder, die entsprechend Terror machen und dadurch noch schneller befriedigt werden. Sei es, weil die Eltern Angst vor Liebesverlust oder Aggressionen haben, sei es, daß sie dadurch schneller ihre Ruhe haben, oder sei es aus dem Gefühl heraus, zu versagen. Dies führt beim Kind zur Ansicht, daß es Lust ohne Anstrengung gibt, daß man ein Recht auf sofortige Bedürfnisbefriedigung hat. Diese Art von Befriedigung bringt aber wenig Genuß. Immer mehr wird verlangt, und die eigenen Grenzen werden nicht mehr beachtet.

Das bedeutet, daß Erzieher hier ein Gleichgewicht schaffen müssen. Vor der Bedürfnisbefriedigung muß eine Forderung stehen. Diese Forderung besteht in der Rücksichtnahme auf andere: Ruhebedürfnis der Mutter und der Mitschüler, Recht auf Unversehrtheit bei Spiel- und Klassenkameraden ... Das heißt: in kleinen Schritten lernen, aufzuschieben oder gar zu verzichten. Wird das Kind dafür gelobt, wird es darin etwas Positives sehen.

▶ Hyperkinetische Kinder sind schnell frustriert und werden zur Zielscheibe für die Gemeinheiten anderer:

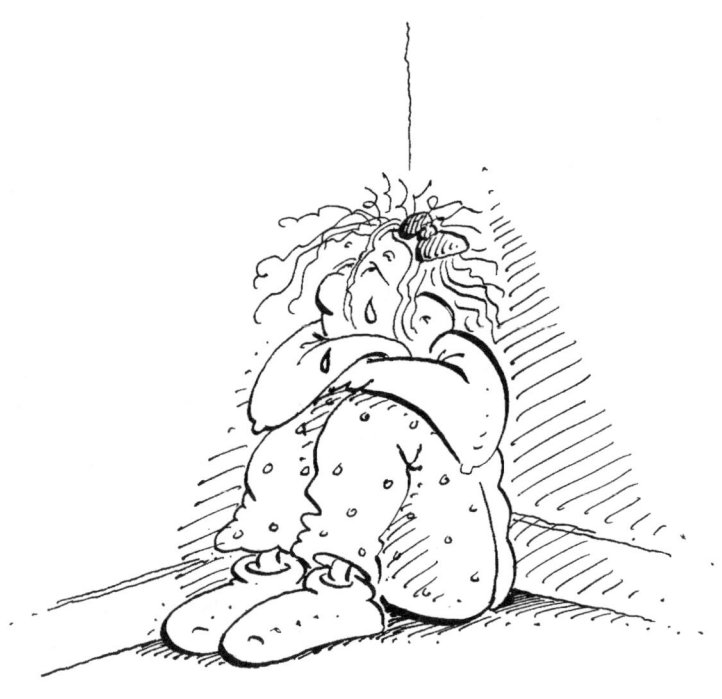

Hans weiß bei der Freiarbeit nie, was er machen soll. Er ist stets auf die Mitarbeit anderer angewiesen. In der Pause wird er zum Buhmann. Ist der Schuldige nicht klar, war es wohl der Hans. Jochen versteht die Welt nicht mehr. Sucht er Anschluß, so nützen seine Mitschüler seine überschießende Reaktion, um ihren Spaß zu haben. Er findet keine gleichaltrigen Freunde und spielt deshalb mit jüngeren Kindern, was seine eigene Entwicklung nicht fördert. Seine Eltern streiten seinetwegen. Er wird depressiv.

Beide erleben ihr Anderssein als Defekt. Sie versagen, wo andere Erfolg haben, ohne zu wissen, wie sie dies ändern können. Sie erfahren Ablehnung, ohne die Ursache zu erkennen.

Schließlich glauben sie, daß mit ihnen etwas nicht stimmt. Sie fühlen sich weniger wert (geliebt zu werden) als andere.

Dies wirkt sich wieder auf ihre Entwicklung und auf ihr Verhalten (auch Lernverhalten) aus. Sie stecken in einem Teufelskreis, aus dem sie nur mit Hilfe anderer herauskommen.

Kinder können über ihre Probleme noch nicht sprechen, da sie nicht verstehen, was da passiert. Sie tun all diese Fehlgriffe ja nicht absichtlich. Es ist auch für Ärzte schwer zu erklären, was hier überhaupt abläuft. Liegt es an Umweltgiften oder an Beeinträchtigungen des Gehirns oder an der Erziehung, oder kommen diese Probleme gar nur in bestimmten Gesellschaftsformen vor? (Jede Gesellschaft hat *ihre* Kinder!)

Was brauchen Hans und Jochen zu einer gesunden Entwicklung?

Jeder Mensch hat Bedürfnisse. Grundlegend sind die Bedürfnisse nach Nahrung, Kleidung, Wohnung und Sicherheit. Darauf aufbauend auch nach Liebe, Wertschätzung und Selbstverwirklichung.

Hans und Jochen aber fühlen sich nicht einmal sicher. Sie können die Reaktionen der Umwelt nicht verstehen. Sie können zwar verstandesmäßig erfassen und auch bei anderen beobachten, was richtiges Verhalten ist, aber sie können sich nicht steuern. Das verunsichert sie. Gerade die Tatsache, daß ihnen manchmal erwünschtes Verhalten gelingt, bringt ihnen Ärger. »Er könnte, wenn er wollte!« Durch diesen Ärger fühlen sie sich abgelehnt und ungeliebt und durch den Liebesentzug wenig in ihrer Person geschätzt. Das verhindert Selbstbewußtsein und entzieht somit die Grundlage zur Selbstverwirklichung.

Was Hans und Jochen in erster Linie brauchen, ist ein *sicherheitsstiftender Rahmen*

durch einen zeitlich gut strukturierten Tagesablauf,
durch überschaubare Gruppen,
durch klar gegliederte Räume,
durch einfache Regeln,
durch einen aufgeräumten Arbeitsplatz,
durch feste Bezugspersonen.

Was sie weiterhin brauchen, ist das Gefühl des *Geliebtwerdens und der Wertschätzung*

durch ein Aufwachsen in emotionaler Wärme,
durch das Gefühl der Geborgenheit,
durch das Angenommensein im Anderssein,
durch das Beachten der positiven Seiten (charmant, fröhlich, hilfsbereit, blitzschnell, wißbegierig, spontan, nicht nachtragend ...),
durch das Anvertrauen eines Tieres (Hundes oder Pferdes, welches dem Bewegungsdrang und dem Erlebnishunger entgegenkommt),
durch Erfolge in der Schule (durch reduzierte Außenreize und angepaßte Lernangebote),
durch Erfolge im Sport (passende Sportart wählen, z. B. Schwimmen, Trampolin u. a., weniger geeignet sind anfangs Fußball und Tennis),
durch Freunde (die sie selbst schwer finden).

Nur so entwickeln sie ein Selbstwertgefühl, das mit weiteren Hilfen zur Selbstverwirklichung und aus der Verwicklung führen kann, wie das Beispiel von Hans zeigt.

Nur so entwickeln sie ein psychisches Gleichgewicht, das jedoch nicht nur aus positiven Momenten bestehen kann. Nicht die »heile« Welt, sondern der richtige Umgang mit Problemen und das ausgewogene Verhältnis zwischen Ärger und Freude im Alltag machen psychisch stark.

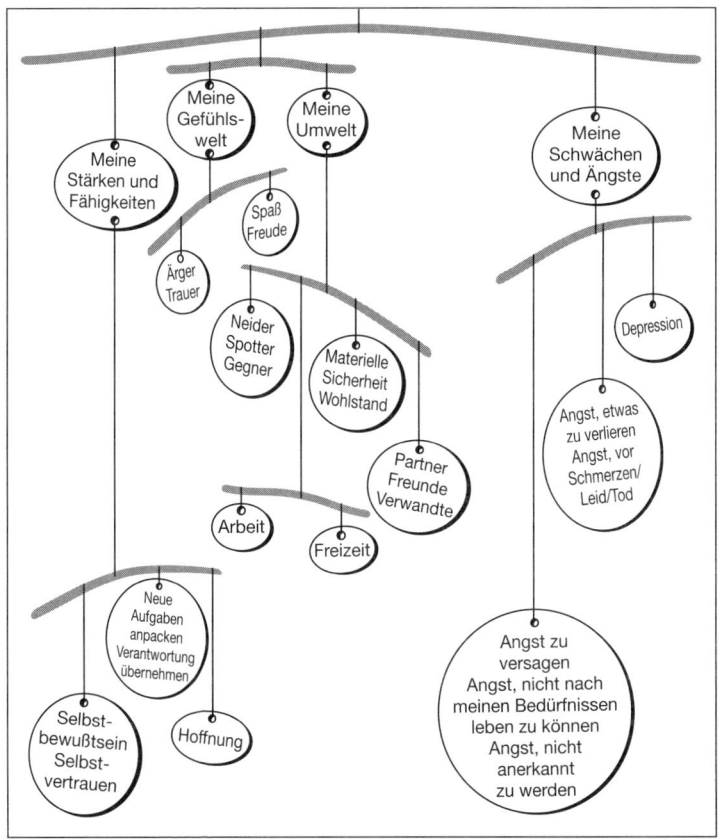

»Wenn das Mobile nicht mehr im Gleichgewicht hängt, mußt du nicht unbedingt das verschobene Gewicht dahin zurückschieben, wo es vorher war. Das Gleichgewicht läßt sich auch wieder herstellen, wenn du irgendwo ansetzt und die anderen Gewichte verschiebst, so kannst du das ganze Mobile neu ausbalancieren« (Endres 1986, S. 64 f.).

Grundlage und Hilfen hierzu müssen aber von Eltern, Lehrern und anderen Erziehern eingebracht werden. Erst dann ist das hyperkinetische Kind fähig, an sich zu arbeiten.

Dabei muß beachtet werden, daß das Kind auch Freiräume braucht. Zwei Pole sind auszuloten:

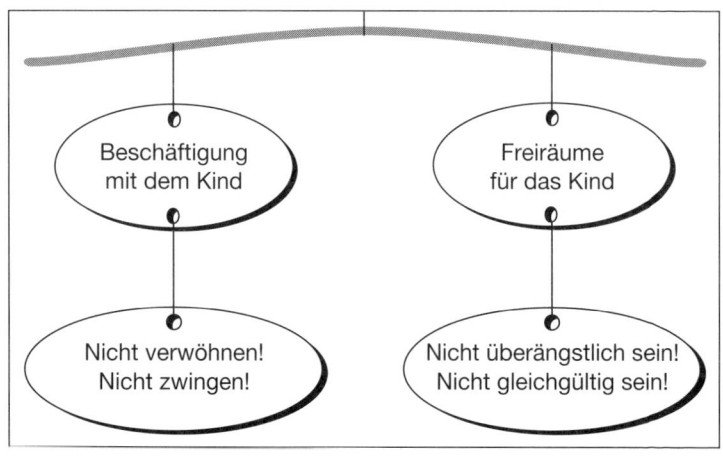

2.2 Zweiter Faktor: Die Aufgaben

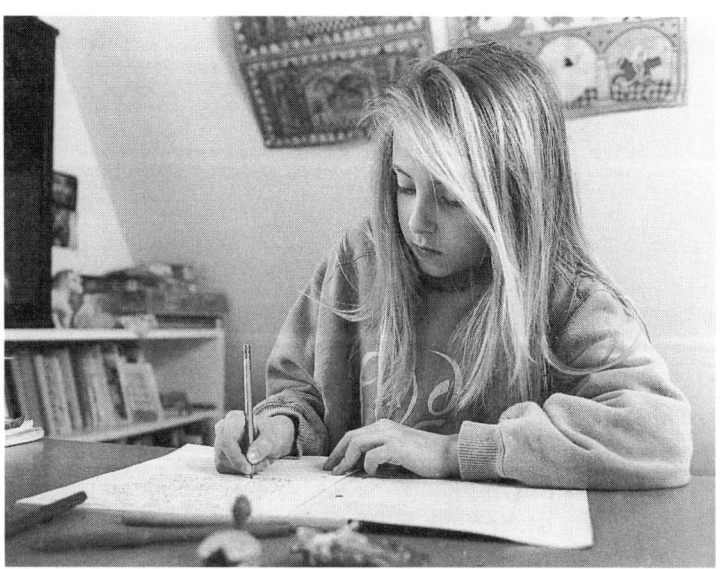

Foto: Michael Seifert

▶ Der Unterricht

Dem hyperkinetischen Kind fällt es nicht leicht, dem Unterricht zu folgen. Es hat Schwierigkeiten, die vielen Einzelreize zu sortieren, unwichtige zu ignorieren und sich auf wichtige zu konzentrieren. Alles scheint wichtig und interessant, und es weiß überhaupt nicht, wo es beginnen soll. Aufgaben und Situationen überblickt es nicht und kann sie daher auch nicht ordnen und schrittweise angehen. Es beginnt irgendwo und hört irgendwo auf.

Es erkennt seine Fehler nicht und kann sie deshalb selbst nicht verbessern.

Da es Bewegungsabläufe, die bei Mitschülern schon automatisiert sind, noch bewußt regulieren muß (sich Melden ohne aufzustehen, schreiben ohne zu sprechen, ordentlich sitzen ...), kann es sich nur schlecht auf den Unterricht konzentrieren.

Dies alles muß im Gespräch mit der Lehrkraft geklärt werden, damit Hilfen gegeben werden können.

Es ist besser, den Arbeitsablauf vorzumachen, als zu besprechen (hyperaktive Kinder orientieren sich deshalb oft am Banknachbarn).

Je mehr Sinne beim Lernen angesprochen werden, desto größer wird die Wahrscheinlichkeit, daß das Kind sich konzentriert und sich den Stoff merkt. Vor allem ist der Tastsinn zu nutzen.

Komplexe Aufgaben müssen in Einzelschritte zerlegt und die Reihenfolge markiert werden.

Geschieht das nicht, bleiben die größten Anstrengungen erfolglos. Das Kind erlebt sich als Versager, reagiert als Klassenkasper, um doch noch eine Anerkennung zu erreichen, und gerät dadurch immer tiefer in seine Verstrickungen (siehe Jochen).

> Erfährt es aber Zuwendung, Verständnis und angepaßte, diskrete Hilfe, kann es angstfrei Erfahrungen sammeln, die es selbstbewußter werden lassen und es ermöglichen, daß es lernt, erfolgreiches Handeln aus der Vorstellung heraus zu planen (siehe Hans).

Das heißt nicht, daß es dadurch geheilt wird, aber es bedeutet, daß es sich innerhalb seiner Möglichkeiten entwickeln kann, also dazulernt.

Eltern und Lehrer müssen in ihren Erwartungen Abstriche machen, sich auf die Fähigkeiten des Kindes einstellen und sich über das freuen lernen, was es erreicht.

▶ Die Hausaufgabe

Hilfe sollte immer nur gegeben werden, wenn das Kind sie nötig braucht (z. B. Selbstinstruktion) oder wünscht.

Wenn Mutter, Vater oder Geschwister aber immer alles besser wissen, hört das Kind bald auf mit eigenen Anstrengungen und begibt sich aus Bequemlichkeit in die Abhängigkeit.

Fehler sind gar nicht schlimm, sondern immer eine Rückmeldung: Da muß ich noch dazulernen, da habe ich anders gedacht, da war ich zu schnell, da habe ich etwas nicht beachtet. Fehler sind menschlich und sollten auch bei Kindern so genommen werden. Geben Erzieher zu, daß auch sie Fehler machen, und verbessern sie diese, so überträgt sich diese Haltung auf die Kinder.

 Um Trödeln zu vermeiden und Vergessen zu verhindern, ist es oft hilfreich, wenn jede Hausaufgabe einzeln auf Zettel geschrieben wird, die dann in sinnvoller Reihenfolge sichtbar für das Kind aufgehängt werden. Sinnvoll ist es, mündliche und schriftliche Arbeiten abzuwechseln. Das Kind entscheiden lassen, womit es beginnt.

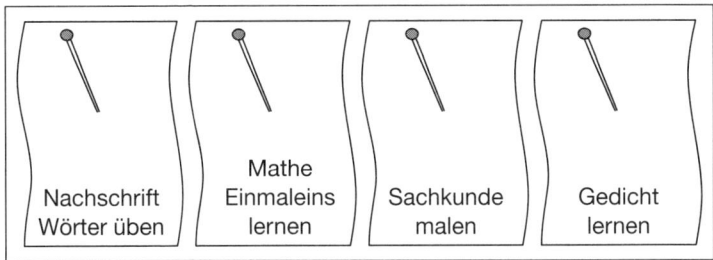

Ist eine Hausaufgabe gemacht, darf der Zettel weggeworfen werden. Dies gibt ein gutes Gefühl und läßt das Ende absehen.

Zwischen den einzelnen Aufgaben kann eine Bewegungspause eingelegt werden. Es ist günstig, dazu einen Wecker zu benutzen, der nach 5 oder 10 Minuten klingelt. Sonst verliert sich das Kind im Spiel. Eventuell auch etwas Gutes zum Essen als Belohnung bereitstellen (Obst, Joghurt, evtl. auch etwas Schokolade).

▶ Hilfen für den Lernprozeß

● Textmarker benutzen, farbig Hervorgehobenes prägt sich ein: Gut markiert ist halb kapiert.
Beim Rechtschreiben die Wörter strukturieren:
Häschen
Zipfelmütze
schreiben
Seenplatte
● Eselsbrücken finden:
Nach kurzem Selbstlaut, du kannst es sehn, muß oft ein doppelter Mitlaut stehn.
Nach l, r, n, das merke ja, steht nie tz und nie ck.
Weiter merke dir genau: nur z und k nach ei, eu, au.
Beim Trennen bitte sehr – bleiben zusammen hin- und her-.
Iller, Lech, Isar und Inn fließen rechts zur Donau hin.

121

- Kassetten benutzen, um sich selbst abzuhören.
- Aufgabenkärtchen mit Ergebnis auf der Rückseite zum Wiederholen fertigen:

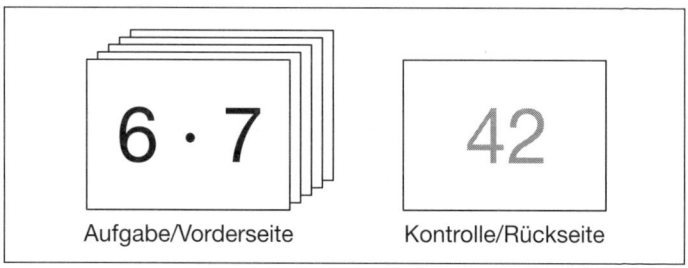

Aufgabe/Vorderseite   Kontrolle/Rückseite

Was nicht gekonnt wird, kommt wieder hinten an den Stoß. Was beherrscht wird, darf weggelegt werden, muß aber regelmäßig überprüft werden: nach 2 Tagen, nach 1 Woche, nach 1 Monat. Erst dann »sitzt« es.

- Grundsätzlich gilt: Je mehr Sinne ich einsetze, desto besser behalte ich.

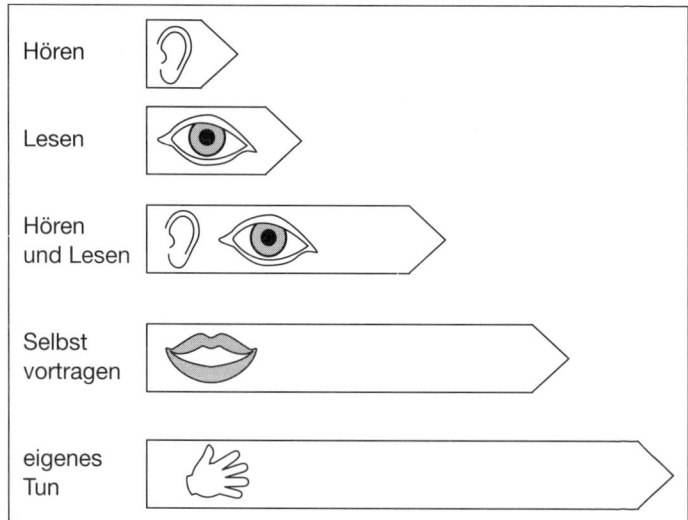

Beim hyperkinetischen Kind ist es besonders wichtig, daß auch die eigene Anstrengung und nicht nur das Ergebnis gelobt wird.

Ein Vergleich mit Geschwistern oder Freunden ist zu vermeiden (das tut das Kind schon selbst und verkraftet es kaum). Besser ist es, den eigenen Fortschritt hervorzuheben oder auch ein früheres besseres Ergebnis, z. B. eine schönere Schrift im gleichen Heft.

Das Interesse der Eltern hilft dem Kind, selbst Interesse am Stoff zu finden. »Merk«würdiges wird besser behalten, deshalb eventuell den Stoff auch verfremden, indem Vorgänge umgekehrt werden, lustige Geschichten dazuerfunden werden usw.

Nach zwei Stunden kann kein Kind mehr etwas aufnehmen. Das hyperkinetische Kind wohl schon früher nicht mehr. Länger mit ihm zu arbeiten macht keinen Sinn. Es wäre geradezu fatal, dem Kind die dringend benötigte Bewegung zu versagen, nur weil die Hausaufgaben noch nicht fertig sind. Dies muß unbedingt mit der Lehrkraft abgesprochen werden.

Wenn Lernstörungen wegen Wahrnehmungsschwierigkeiten auftreten, ist es besser, diese spielerisch zu beheben, als den Schulstoff zu üben, den das Kind ja gerade wegen der fehlenden Grundlagenfähigkeiten nicht beherrscht. Das wäre sonst wie ein Deckel ohne Topf.

▶ Möglichkeiten der spielerischen Förderung
(vgl. Bolvansky 1994, S. 51 f.)

● *Fördern des genauen Sehens*
Unterscheidung, Aussonderung, Zuordnung Darstellung und Gestaltung von Merkmalen bezüglich Form, Größe, Länge, Dichte, Breite, Höhe, Farbe, Richtung, Abstand, Häufigkeit ...
– Puzzle, Domino, Karten, Würfel, Bauen, Schneiden, Reißen, Basteln, Malen, Falten,
– Perlen fädeln (nach Vorlage), Fingerspiele, Bausteine (nach Vorlage), Sortierübungen,

- »Ich seh' etwas, was du nicht siehst«, Pantomime, Zublinzeln, Kimspiele,
- Pappnähen, Suchbilder, Muster nachlegen, Geheimschrift ...

● *Fördern des genauen Hörens*
Subtile Unterschiede der Sprachlaute heraushören (Begriffsbildung). Wesentlich ist die deutliche Aussprache des Erwachsenen.

- Musikinstrumente, Geräuschinstrumente, Tonträger,
- Geräusche mit geschlossenen Augen erraten, zuordnen, orten,
- Wörter aus Klang- oder Bewegungsgeschichten heraushören,
- unpassende Wörter erkennen (Sinnerfassung),
- »Drei Chinesen mit dem Kontrabaß« (Vokale, singen),
- Signallaute heraushören und orten,
- d–t, g–k, b–p unterscheiden, zuordnen,
- Domino (Auslaut wird Anlaut) ...

● *Fördern des kontrollierten Muskeleinsatzes* (auch Zungenmuskel beim Sprechen)
Die Verbesserung der Sprechmotorik wurzelt in der allgemeinen Motorik. Die Präzision der im Gedächtnis gespeicherten Laut-, Wort- und Schreibbewegungsvorstellungen spiegelt sich in der Rechtschreibung wider.

- Sport (Bewegungsgefühl, Balance, Geschicklichkeit), Tanzen, Gymnastik, Ballspiele,
- Stabilbaukästen, Lego, Basteln, Handarbeiten, großflächiges Malen,
- Gebärdenmotorik und optische Assoziationen beim Erlernen der Buchstaben,
- sprachliches Vorbild, Abzählverse, Zungenbrecher, Kinderreime, Spiegel und Mundbild,
- Mimikspiele, Zungen-, Lippen-, Kinn-, Fingerturnen
- Wattepusten, Seifenblasen, Kammblasen, Luftballon,
- Buchstaben auf Ballon, Tempotaschentuch, Rücken malen,
- Stille Post, Fingerspiele, Rätsel.

● *Fördern des Sprachverständnisses durch Musik*
Bestimmte Sprachinhalte sind nur mit Hilfe der Sprachmelodie zu verdeutlichen. Kinder- und Wiegenlieder entsprechen dem erforderlichen Melodiespektrum.

– Musikhören, Koordination von Melodie, Rhythmus, Bewegung und Sprache,
– Töne unterscheiden: leise–laut, hoch–tief; Töne zeichnen,
– Lieder fortsetzen, erkennen, nachsingen, summen, begleiten.

● *Fördern von Sprache, Konzentration und Gedächtnis durch Rhythmus*
In der Schriftsprache spiegelt sich der sprachliche Rhythmus in der Wahl der Wörter und ihrer Abfolge im Satz wider. Die Förderung führt zum Bewußtwerden gegliederter Einheiten.
Das Kind muß soziale Abfolgen in ihren unterschiedlichen Modalitäten beherrschen.
Rhythmusförderung bedeutet Konzentrations- und Gedächtnisschulung.
Melodie und Bewegung unterstützen.

– Klatschrhythmen begleiten, Bewegung nach vorgegebenem Rhythmus, Echo,
– Ball weitergeben nach Takt, Tanzen, Gehen im Rhythmus, Lieder raten,
– Perlen auffädeln, Muster malen, Spiel: Kofferpacken,
– Gedichte, Sprechverse.

2.3 *Dritter Faktor:* Die Bezugspersonen

▶ Die Erzieher

Wichtigste Bezugspersonen für Kinder sind die *Eltern* (Adoptiveltern). Nur durch sie, durch ihr zuverlässiges Dasein, durch ihre bedingungslose Liebe, durch ihr orientierungsstiftendes Vorbild entwickelt das Kind jenes Urvertrauen, durch

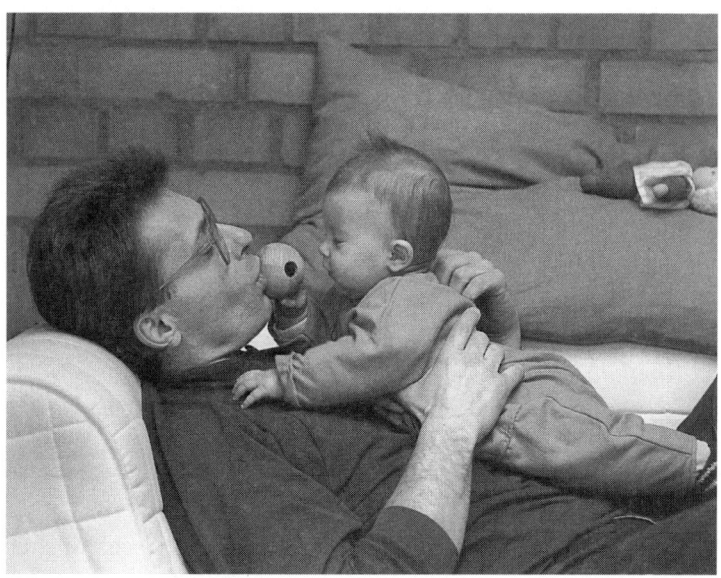

Foto: Michael Seifert

das es fähig wird, sich selbst und andere angemessen wahrzunehmen.

Aber gerade die Eltern von hyperkinetischen Kindern befinden sich in einer extrem problematischen Situation. Oft ist das Kind schon als Säugling ein Nervtöter. Es läßt die Eltern nicht schlafen, schreit ohne Grund, will nicht essen. Verwandte und Ärzte geben Ratschläge und hinterlassen so den Eindruck: Ihr macht etwas falsch. Dadurch fühlen Eltern sich bloßgestellt oder doch zumindest verunsichert. Sie probieren vielleicht sogar dies und jenes der Vorschläge aus und werden dadurch in ihrer Erziehung inkonsequent, was die Lage noch verschlimmert. Die Nervosität steigt, und jetzt ist ein liebevoller Umgang miteinander wohl kaum noch möglich.

Für Außenstehende entsteht der Eindruck, daß die Kinder Projektionsfläche für ungelöste Konflikte der Eltern untereinander sind, wie bei Jochen. Es stimmt zwar, daß manchmal ein

Elternteil hyperkinetisch ist und dadurch von vornherein ein chaotisches Umfeld besteht, aber aus Adoptivfamilien ist bekannt, daß sich hyperkinetische Kinder auch in ruhigen Familien ihr krank machendes Umfeld durch ihre vielen Verhaltensauffälligkeiten selbst schaffen (vgl. Neuhaus 1993, S. 131).

Wie können Eltern nun sich und ihrem Kind helfen?

Hierzu die Geschichte eines Zen-Mönches:

> Ein Mann wurde einmal gefragt, warum er trotz seiner vielen Beschäftigungen immer so gesammelt sein könne. Er sagte: »Wenn ich stehe, dann stehe ich, wenn ich gehe, dann gehe ich, wenn ich sitze, dann sitze ich, wenn ich esse, dann esse ich, wenn ich spreche, dann spreche ich. Ihr aber steht in Gedanken schon, wenn ihr sitzt, wenn ihr steht, dann lauft ihr schon, wenn ihr lauft, wollt ihr schon am Ziel sein.«

Auch unsere Kinder spüren, ob wir ganz bei ihnen sind oder in Gedanken woanders – und sie reagieren darauf. Und uns selbst tut es auch nicht gut, so durch das Leben zu hetzen.

Das Wichtigste im Umgang mit hyperkinetischen Kindern ist wohl, die eigene *innere Ruhe* zu finden. Sei es durch Gespräche, Sport, durch Musik, durch Meditation, durch Atemtechnik, durch Gebet oder anderes. Jeder muß seinen Weg finden. Die Ruhe überträgt sich auf das Kind, und sie macht stark gegenüber den Anschuldigungen der Mitmenschen.

Erst dann kann die Erziehung *konsequent* werden.

Was bedeutet das?

Hyperkinetische Kinder zu erziehen ist immer anstrengend, denn sie müssen erst lernen, sich zu steuern. Dazu brauchen sie die Hilfe geduldiger Erzieher. Wer auch immer diese Geduld und Liebe aufbringt, kann mit Recht stolz auf sich sein.

Die Liebe zum eigenen schwierigen Kind zu erhalten ist das Wichtigste, ist die dauerhafteste Grundlage, denn

»Die Liebe hat Zeit,
sie liebt den langen Atem.
Sie ist freundlich. Sie erzwingt nichts
und nimmt den anderen, wie er ist.
Sie fällt nicht auf. Sie stellt sich nicht zur Schau.
Sie verletzt nicht. Sie greift nicht an.
Sie wird nicht bitter durch bittere Erfahrung.«
(Erster Korintherbrief) (vgl. Zink, 1985, S. 20.)

Wie bringt man nun tagtäglich Liebe und Geduld auf?

In erster Linie, indem jeder an der Erziehung Beteiligte seine Einstellung überprüft: Welche Wünsche und Forderungen habe ich an das Kind? Kann es diese überhaupt erfüllen? Habe ich das Kind in seinen Möglichkeiten akzeptiert? Erst dann kann ich es in seiner Entwicklung unterstützen.

»Eure Kinder sind nicht euer Besitz. Sie sind die Söhne und Töchter der Sehnsucht des Lebens nach sich selbst. Ihr könnt ihnen eure Liebe geben, aber ihr dürft sie nicht dahin bringen wollen, zu werden wie ihr.«
(Chalil Dschibran) (Kalenderblatt)

In zweiter Linie hilft sicher Humor:

Humor ist der Knopf, der verhindert, daß der Kragen platzt.

Um den Humor zu erhalten, ist es aber nötig, auch ein wenig egoistisch zu sein.

- Möglichkeiten:
  - Ab und zu einen Babysitter engagieren und mit dem Partner ausgehen.
  - Einen freien Abend in der Woche für jeden Elternteil.
  - Einen freien Nachmittag bewußt genießen, wenn das Kind im Sportverein, beim Reiten o.ä. ist.
  - Wenn sich die Hausaufgabensituation zuspitzt, Studenten organisieren.

- In den Ferien Zeltlagerangebote oder ähnliches wahrnehmen, um mit dem Partner alleine Kraft zu tanken. (Hier sind die Kinder meist weniger anstrengend, da ihr Erlebnishunger gestillt wird.)
- Hilfe und Verständnis bei Arbeitskreisen und Selbsthilfegruppen suchen.
- Heilpädagogische Einrichtungen, Ergotherapie u.ä. in Anspruch nehmen. Dabei ist darauf zu achten, daß Therapien immer entlang der konkreten Situation des Kindes laufen sollen. Einschneidende Veränderungen, wie die Herausnahme aus Familie und/oder Klasse, sind so lange wie möglich zu vermeiden, sollen durch Therapie ja gerade verhindert werden. Medizinische Interventionen können nur stützen, das Verhalten allein nicht ändern.

● Fragen:
- Wann haben Sie zuletzt etwas mit Freunden unternommen?
- Wann waren Sie zuletzt mutig genug, Ihre Vorschläge durchzusetzen?
- Wann haben Sie zuletzt etwas gelesen, das Ihnen Freude macht?
- Wann haben Sie zuletzt gefaulenzt?
- Wann haben Sie zuletzt jemandem zugehört, um ihn zu verstehen?
- Wann haben Sie zuletzt etwas alleine unternommen?
- Wann haben Sie zuletzt Vorschläge anderer befolgt?
- Wann haben Sie zuletzt die Natur genossen?
- Wann haben Sie zuletzt Sport getrieben?
- Wann haben Sie zuletzt Ruhe gehabt?
- Wann haben Sie zuletzt Hilfe angenommen?

Können Sie einiges nicht beantworten? Dann überlegen Sie, ob Sie nicht über all der Arbeit sich selbst vergessen. Wer sich selbst nichts gönnt, gönnt auch anderen nichts.

Übertriebene Aufopferung und Aggression sind zwei Gegenpole und dadurch auch ein Paar (Gegensätze ziehen sich an). Oft ruft das eine das andere hervor!

Es ist unbedingt nötig, sich mit den Miterziehern auf die wesentlichen Erziehungspunkte zu einigen. Eltern sollten sich gegenseitig stützen, auch einander ablösen. Jochens Vater ging den bequemen Weg. Er überließ die Erziehung ganz seiner Frau, was über deren Kräfte ging.

Ist das Kind in ärztlicher Behandlung, so ist es günstig, wenn gemeinsame Gespräche zwischen Eltern, Arzt und Lehrer eine gewisse Übereinstimmung gewährleisten.

Mit den *Lehrern* sollte man offen sprechen, ja geradezu für Verständnis werben, aber auch die eigenen Schwierigkeiten zugeben und selbst Verständnis für die Schwierigkeiten der Lehrkraft mit dem Kind aufbringen. Dabei darf man ruhig klarstellen, daß Eltern ihre Kinder in der Schule nicht »fernsteuern« können, wenn sie versuchen, ihre Grenzen hier neu auszutesten. Die Lehrer können und müssen ihre Erziehungskompetenz (evtl. unterstützt durch das Beratungssystem der Institution Schule) in der Schule selbst beweisen. Dabei darf man aber nicht erwarten, daß sie weiter kommen als man selbst. Denn auch wenn sie sich theoretisch mit Hyperaktivität beschäftigt haben, gilt nach Dilthey:

 Ein Gramm Erfahrung wiegt schwerer als eine Tonne Theorie.

Außerdem hat die Lehrkraft sicher nicht nur einen schwierigen Schüler, muß oft mit einer ganzen Palette von Entwicklungsverzögerungen, Verhaltensauffälligkeiten und Lernschwierigkeiten bei oft großen Klassen fertig werden. Sie muß außerdem einen Lehrplan erfüllen und hat die Pflicht, die anderen Kinder vor Übergriffen zu schützen.

Auf der Grundlage gegenseitiger Wertschätzung und Echtheit läßt sich aber sicher ein gemeinsamer Weg finden, wie dies auch bei Hans gelang. Was alle am meisten nervt, wird zuerst angegangen. Nie mehreres auf einmal. Erst wenn die eine Sache klappt, kommt eine andere dazu.

Die Anweisungen an das Kind müssen kurz und klar sein. Notfalls müssen sie wiederholt werden. Dabei ist es günstig, wenn der Tonfall zunehmend strenger wird.

»Motzen« darf nicht persönlich genommen werden. Es ist besser, den Raum kurz zu verlassen, sich zu beruhigen und dann ohne Schimpfen zurückzukommen, als das Kind als böse, schlimm u. a. zu bezeichnen. Oder man schickt das Kind für fünf Minuten weg. Es muß nur wissen, daß es wiederkommen darf, und es muß eine gereinigte Atmosphäre vorfinden.

Die Kinder brauchen unmittelbare Belohnung, wenn das erwünschte Verhalten gelingt: Lob, Vorlesen, Spielen etc., irgend etwas, worauf das Kind anspricht.

Jeder Erzieher muß aber wissen, daß Strafen und Belohnung frag»würdige« Veränderer sind. Strafen fördern den Rückzug, Belohnung die Geltungssucht. Strafvermeidung und Belohnungsantrieb machen es außerdem schwer, echt zu sein. Beide gewinnen erst durch den *seltenen* Einsatz an erzieherischem Wert.

Außerdem muß beides *situationsangemessen und altersentsprechend* sein. Wenn so der Realitätssinn durch Strafe gestützt und der Selbstwert nicht beschädigt wird und wenn Belohnungen zur Freude am Tun und nicht zur überheblichen Rivalität führen, können sie zu guten Wegweisern werden.

Im Alltag erleichtern *Regeln und Rituale* das Zusammenleben:

– Eine Geschichte vor dem Einschlafen, vor allem Märchen, denn in Märchen steckt der Erfahrungsschatz der Menschheit. Märchen sind geistige Nahrung, die jedes Kind für sein seelisches Wachstum braucht. Im Märchen erfährt es zutiefst menschliche Werte. Diese Schlüsselerlebnisse helfen ihm, sein eigenes Leben zu meistern. Märchen machen Mut und zeigen, wie man mit sich und anderen besser zurechtkommt.
– Bestimmte Zeiten für das Essen, die Hausaufgaben etc. einhalten.

- Bei den Hausaufgaben einen geregelten Ablauf einführen:
  Erst den Tisch leerräumen, dann das Mäppchen holen, das
  Hausaufgabenheft und die Hefte dazu, die Reihenfolge und
  Pausen planen usw.

Regeln und Rituale helfen dem Kind, sich selbst zu steuern, da
sie Sicherheit geben.

▶ Die Geschwister

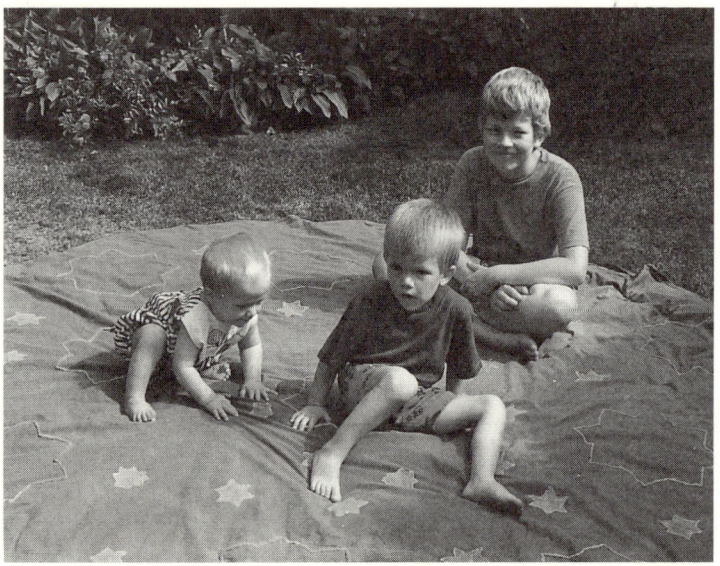

Foto: Uta Krebs, Gronau

sind oft Leidtragende, andererseits genießen es auch viele, daß
sie die »Bräven« sind. Um ihre Position zu verstärken, beginnen sie zu petzen. Hier kann man vorbeugen, indem auch

- Unternehmungen ohne das schwierige Kind stattfinden,
  z.B. wenn es Schule hat oder Nachmittagssport oder einmal
  bei der Oma sein darf, aber auch in einem Kurzurlaub.
- Außerdem sollte in der Wohnung die Möglichkeit bestehen,
  sich aus dem Weg zu gehen.

132

– Aufgaben können nach Interesse verteilt werden, so daß auch das hyperaktive Kind sie erfüllt und nicht ständig Geschwister als Vorbild vorgehalten bekommt.
– Petzen muß verboten werden.

▶ Freunde

Große Gruppen machen es für das hyperaktive Kind unmöglich, sich selbst zu steuern. Es bieten sich zu viele Ablenkungsreize. Außerdem ist das Beziehungsgeflecht viel zu komplex. Es überschaut es nicht. Deshalb findet es in der Schule nur selten Freunde, es sei denn, die Beziehung zur Lehrkraft ist in Ordnung. Dies überträgt sich sofort auf die Kinder. Dann akzeptieren sie viel unbekümmerter als Erwachsene das Anderssein (siehe Hans: Er wird sogar bewundert wegen seines Mutes). Deshalb muß offen mit der Lehrkraft über ihre Beziehung zum Kind gesprochen werden. Hyperaktive Kinder sind sehr personenbezogen. Sie spüren sofort, ob jemand sie mag oder nicht. Wie bei Hans kann Vertrauen in die Zuneigung der Lehrkraft umgehend eine Verhaltensänderung hervorrufen.

Der Ton macht die Musik. (Sprichwort)

Aber auch während der Freizeit ergeben sich Probleme bei der Kontaktsuche. Der unkontrollierte Krafteinsatz wird oft mißverstanden. Es entsteht Streit, wo eigentlich Freundschaft gesucht wird. Auch starke Stimmungsschwankungen erschweren die Verständigung untereinander. Weint das Kind, wird es ausgelacht. Sein Selbstbewußtsein sinkt. Es wird unbemerkt immer empfindlicher, obwohl es nach außen einen robusten Eindruck macht. Oft wird es aggressiv, nur um sich zu retten, sich vor inneren Verletzungen zu schützen.
Wie können Eltern helfen, Freunde zu finden?
Obwohl es eine zusätzliche Belastung sein kann, hilft es, wenn die Eltern den vom Kind ausgeguckten Freund zum Schwimmen, zum Rummelplatz, zum Radfahren etc. einladen.

Anfangs sollte man es auch bei einem Freund belassen, damit die Gruppe überschaubar bleibt. Immer sollte man Aktivitäten wählen, die das eigene Kind gern macht und die es auch beherrscht. Innerhalb dieses sicherheitsstiftenden Rahmens – eigene Eltern, bekannte und beliebte Aktivität – fällt es ihm leichter, sich angemessen zu verhalten und Sozialkontakte zu knüpfen.

Erfolgt eine Gegeneinladung, tut man gut daran, die Eltern des Freundes aufzuklären. Denn dem hyperkinetischen Kind fällt es schwer zu übertragen. Jede Situation ist neu, es muß sich umorientieren – und das kann schiefgehen. Vielleicht kann es daher besser sein, erst mal eine gemeinsame Unternehmung mit beiden Familien zu organisieren.

▶ Die Verwandten können sowohl belastend als auch hilfreich sein

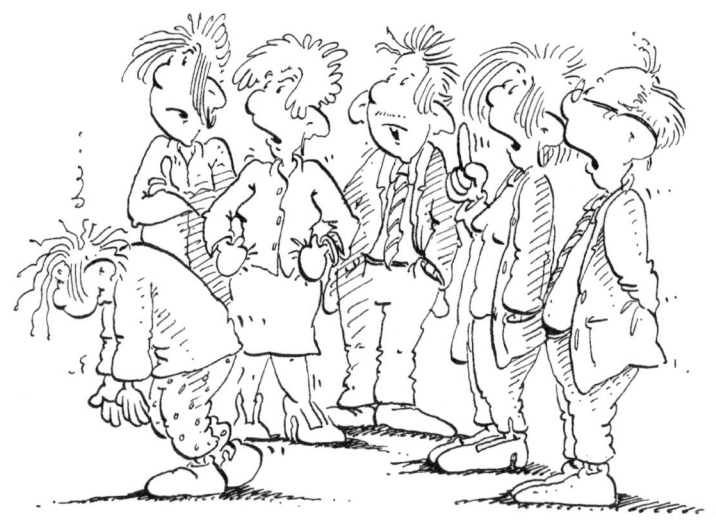

Rat»schläge« sind eben auch Schläge. Wer nicht bereit ist, sein »Wissen« in die Tat umzusetzen, den sollte man tunlichst abservieren: »Der Worte sind genug gewechselt, laßt mich auch endlich Taten sehn« (Goethe, Faust I, Vorspiel auf dem Theater).

Andererseits können verständnisvolle Verwandte eine große Hilfe sein. Auch wenn sie nichts ändern können, so hilft es doch, wenn sie zuhören, also eine Art »Klagemauer« sein können, an der man sein Leid einfach mal abladen kann, ohne daß moralisiert, angeklagt, besserwisserisch der Kopf geschüttelt wird.

Vielleicht gibt es ja auch Verwandte, die bereit sind, das Kind so zu akzeptieren, wie es ist, die hinter der Bewegungsfreude die Lebensfreude sehen, die eventuell sogar einen Rahmen bieten können, in dem die Abenteuerlust, der Krafteinsatz des Kindes Sinn macht (Bauernhof etc.). Dann sollte man Hilfe dankbar annehmen, ohne Eifersucht oder gar ein schlechtes Gewissen zu entwickeln, weil es dort in einer von Schule und Alltag unbeschwerten, dem Bewegungsdrang der Kinder entgegenkommenden Umgebung besser läuft.

2.4 Vierter Faktor: Die Rahmenbedindungen

Hiermit sind wir bei den Rahmenbedingungen angelangt. Durch sie lassen sich Probleme von vornherein verringern.

▶ Die Wohnung

Sie sollte eine klare Raumaufteilung haben: Hier wird gegessen, hier gearbeitet, hier gespielt, hier geschlafen. Es sollte für jeden in der Familie die Möglichkeit bestehen, sich auch einmal zurückzuziehen.

Günstig ist eine Wohnung im Erdgeschoß, dann werden Mitbewohner durch die Geräusche über sich nicht ständig gestört und genervt. Der Idealfall ist ein eigenes Haus.

Ein Hüpfball oder ein Minitrampolin, eine zwischen die Türrahmen einklemmbare Turnstange, ein Etagenbett, an dem man klettern kann, ein Seil von der Decke zum Schwingen u. ä. ermöglichen Bewegung auch an Regentagen.

Eine robuste, einfache Möblierung dürfte ebenfalls gut für die Nerven sein.

Da das Wohnen heute sehr teuer geworden ist, werden viele Familien hier an die Grenze ihrer Möglichkeiten stoßen. Jeder muß sich nach seiner Decke strecken. Es darf aber grundsätzlich hinterfragt werden, warum in einer so reichen Gesellschaft Grundbedürfnisse des Lebens, und dazu gehört das Wohnen, zu einem Gegenstand werden, den sich nicht mehr jeder leisten kann.

Dies macht deutlich, daß es Lebenssituationen gibt, die nicht nur die Eltern zu verantworten haben.

▶ Der Arbeitsplatz

Das Kind braucht einen festen, ungestörten Platz für die Hausaufgaben.

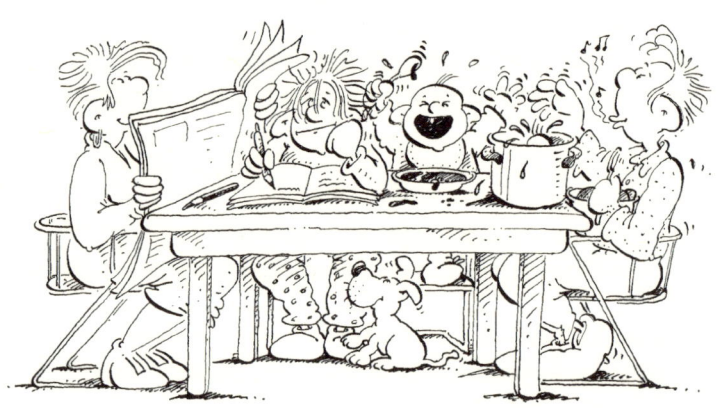

Das heißt nicht, daß diese nicht am Küchentisch stattfinden können. Wenn dort Ruhe, Raum, Ordnung gewährleistet sind, kann das auch der richtige Platz sein. Die Umgebung wird aber unbewußt immer mitgelernt. Wir können das daran erkennen, daß oft ein Geruch, eine Stimmung ausreichen, um uns an Gelerntes zu erinnern. Äußeres Chaos verursacht Chaos im Kopf.

Der Arbeitsplatz soll ausreichend beleuchtet sein, die Möbel der Körpergröße angepaßt. In überheizten und schlecht belüfteten Räumen kann nur schlecht gearbeitet werden. Spielsachen sollten außerhalb des Blickfeldes liegen, damit sie nicht ablenken.

▶ Die Spielumgebung

Spielsachen sollten zur Tätigkeit anregen. Decken zum Höhlenbauen und Bausteine für eigene Kreationen und eigenes Erproben der Geschicklichkeit sind sinnvoller als die fertige Modelleisenbahn, bei der nur noch zugeschaut werden kann.

»Gebt der Jugend einen Stapel Bretter, und sie macht daraus eine Burg, gebt ihnen eine Burg, und sie macht daraus einen Stapel Bretter.« (König) (Kalenderblatt)

Je einfacher die Spielsachen sind, desto mehr regen sie die Phantasie an und fördern die Konzentration. Denn Phantasie und Eigentätigkeit sind die Zauberworte, die Spielzeug wertvoll machen.

Im Spiel wagt das Kind sich an neue Situationen heran, es lernt Überraschungen und Unberechenbarkeiten kennen, es lernt mit Gewinnen und Verlieren umzugehen wie im richtigen Leben.

Aber auch die Menge muß begrenzt sein. Will ein hyperkinetisches Kind mit einem Ball spielen und begegnet auf dem Weg zu diesem Ball zehn anderen Spielzeugen, vergißt es spätestens beim dritten, was es eigentlich wollte. Der Reiz der anderen Dinge ist zu stark. Dadurch lernt es nie zielgerichtetes Handeln.

Konzentration kann spielerisch gefördert werden, wenn im Dunkeln Geschichten erzählt werden, das Kind mit geschlossenen Augen etwas erfühlt, riecht, schmeckt, wenn es lautlose Wörter von den Lippen abliest, wenn es sich also auf einen Sinn konzentriert, in dem es die anderen ausschaltet (z. B. »Blinde Kuh«, »Hänschen, piep einmal« etc.).

Gesellschaftsspiele sind meist problematisch, da hierzu viel Durchhaltevermögen und Geduld nötig sind, Eigenschaften, die das hyperkinetische Kind sich erst erarbeiten muß.

Aufräumen sollte zum Ritual vor dem Schlafengehen werden. Dazu sind über einen langen Zeitraum natürlich die Eltern mitgefordert. Erst wenn es sich einge»spielt« hat, erledigt das Kind das alleine. Zuviel an Ordnung verhindert jedoch die Kreativität.

»Der Mensch spielt nur, wo er in voller Bedeutung des Wortes Mensch ist, und er ist nur da ganz Mensch, wo er spielt.« (Schiller) Ästhetische Erziehung des Menschen (Kalenderblatt)

Beim Spielen auf das Kind eingehen, es wählen lassen und, wenn es in das Spiel vertieft ist, nicht stören.

Entwicklung findet in für das Kind bedeutsamen Situationen statt.

Dabei kann dann beobachtet werden, daß das Kind doch Ausdauer und Konzentration aufbringt, unbeschwert und fröhlich ist, phantasievoll und begeisterungsfähig. Man lernt es so immer wieder lieben.

● *Spielen draußen*
In ihrer Freizeit brauchen die Kinder vielerlei körperliche Betätigungen, wie sie Spielplätze bieten: Drehen, Schaukeln, Wippen, Klettern, Sandspiele fördern die Entwicklung, weil dadurch grundlegende Körpererfahrungen gemacht werden. Durch die *Körperbeherrschung* wird es dem

Kind erst möglich, *Konzentration* vom eigenen Körper weg auf einen Lerngegenstand zu richten.

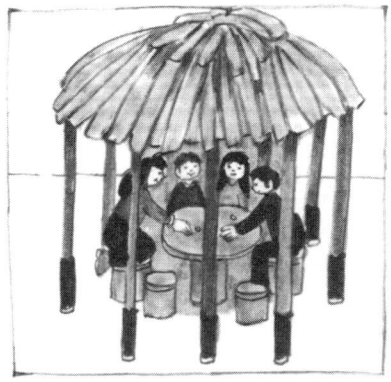

Außerdem wurde bei hyperkinetischen Kindern eine verminderte Durchblutung des Vorderhirns festgestellt. Bewegung aber verbessert die Durchblutung. Man vermutet, daß das Zappeln der Kinder beim Lernen den gleichen Zweck erfüllt: Sie müssen sich bewegen, um ihr Gehirn »warmlaufen« zu lassen.

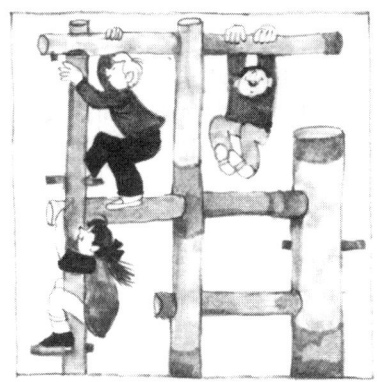

(Zeichnungen: Barbara von Johnson, Bayerischer Rundfunk, Schulfunk 1976.)

Körperbeherrschung ist Selbstbeherrschung.

- *Über körperliche Entwicklung wird leichter eine Besserung erreicht als durch Erziehung.*

Das hyperaktive Kind ist allerdings immer in Gefahr. Da es die Folgen seines Tuns nicht abschätzen kann, fällt es vom Baum, in das Wasser, über Steine. Ständig ist es verletzt und krank. Doch mit jedem Sturz wird es erfahrener, kann sich besser orientieren und sein Handeln vorher planen. Deshalb braucht es Freiraum.

Es führt sich aber oft auch auf wie Max und Moritz. Aus Abenteuerlust klingelt es an fremden Türen, beschmiert Wände mit Farbe, klettert über Zäune, um zu stibitzen, versteckt fremde Dinge. Hier hört der Freiraum auf. Grenzen müssen gesteckt werden.

Früher hat die ganze Umgebung miterzogen. Der Apfeldieb mußte beim Aufsammeln helfen, wer beschmutzte, mußte aufwaschen, wer andere ärgerte, bekam selbst Ärger.

Heute wird oft sehr schnell die Polizei geholt. Das erschwert Erziehung. Strafen erfolgen nicht mehr sofort und situationsangemessen, sondern auf langem Weg über die Eltern und überreaktiv. Eigentum zählt manchmal mehr als Menschenleben.

»Prüfungs- und Geldnoten sind schlechte Wertmaßstäbe fürs Leben.«(Cohn, 1993, S. 191)

▶ Die Schule

»Der Schüler ist ein Kind, das zur Schule geht. Die Schule ist eine Situation, die aus Kindern Schüler macht.

Das Kind geht zur Schule, um zu lernen. Es lernt in Fächern, ganze Hefte voll. Vieles, was es gelernt hat, in Sprache, Rechnen, Geographie, Geschichte usw., läßt es in den Fächern liegen und in den Heften. Aber das Kind lernt noch mehr für's Leben: Das Kind lernt nicht herausplappern, nicht herausplatzen, nicht herauslachen, nicht herausschreien, nicht davonrennen, nicht herumrennen, nicht widersprechen, nicht trotzen, nicht zum Fenster hinausschauen, nicht gähnen, nicht einschlafen, nicht träumen, nicht weinen, nicht kichern, nicht spielen, nicht kindisch sein. Das Kind lernt gehorchen, für's Leben, Ruhe und Ordnung. Und bald ist die Schule voller Schüler, nur den Kindergeruch bringt man nicht aus der Schule heraus.« (Eggimann) (nach Czerwenka, unveröffentlichtes Manuskript 1990)

Sicher: Eine gewisse Anpassung wird mit dem Schuleintritt unerläßlich. Sie ist Voraussetzung, daß in großer Gemeinschaft auch gelernt werden kann.

Aber: Ganz so schlimm, wie Schule oft beschrieben wird, ist sie nicht. Kinder dürfen widersprechen, sich beschweren, ihren Standpunkt vertreten. Sie dürfen im Rahmen von Freiarbeit und Projekten nach eigenen Interessen lernen. Unterricht wird heute außerdem so organisiert, daß dem Bewegungsdrang Rechnung getragen wird.

Viel wichtiger als jegliche Organisation von Unterricht ist allerdings die *Beziehung* zwischen Lehrkraft und Kind. Die beste Methode versagt, wenn diese nicht stimmt. Kinder leiden sehr oft unter Ablehnung und sind dann nur noch eingeschränkt lernfähig. Andererseits stellt Schule bei einer guten Beziehung für so manches Kind auch einen Ort der Zuflucht, der Geborgenheit dar, wenn im Elternhaus der Segen schief hängt.

Eltern können viel zu einer guten Beziehung beitragen. Tauchen Schwierigkeiten auf, sollte niemals vor dem Kind über die Lehrkraft geschimpft werden. Das Kind würde dadurch zwischen zwei Stühle gesetzt. Es muß ja zur Schule. Und es soll dort ja auch etwas leisten, damit die Eltern zufrieden sind. Deshalb ist eine offene, höfliche Aussprache bei auftretenden Problemen, die es mit hyperaktiven Schülern immer gibt, der bessere Weg. Wer sich dabei bewußtmacht, daß Lehrer – zum Glück – auch nur Menschen sind (die Fehler machen und haben), findet sicher den richtigen Ton.

In der Schule trifft das hyperkinetische Kind auf wesentlich größere Gruppen, als es verkraften kann. Der Mensch ist als Kleingruppenlebewesen veranlagt und wächst erst im Laufe der Jahre in größere Gemeinschaften hinein. Bis zu 33 Kinder in einer Klasse überfordern, da zu viele Reize auf das Kind einstürmen und es sich nicht mehr orientieren kann. Oft gerät es in Panik und reagiert entsprechend. Es interpretiert Informationen falsch (Mimik, Bewegung der Mitschüler) und handelt dadurch unpassend (oft aggressiv).

Eine Klassensitzordnung in festen Kleingruppen kann hilfreich sein. Im Einzelfall, wenn das Kind die Mitschüler zu sehr attackiert, kann es auch nötig sein, daß es einen Einzeltisch am Lehrerpult erhält. Dies entspricht zum einen seinem enormen Aktionsradius, zum anderen fühlt es sich emotional angenommen, weil es dem Lehrer »nahe« steht.

Gerne nehmen hyperaktive Kinder Zusatzaufgaben an, die die Organisation betreffen. Für den Tageslichtschreiber verantwortlich sein, Sportgeräte aufstellen und wegräumen, dem Lehrer die Hefte und Taschen tragen – Hauptsache körperlicher Einsatz und Anerkennung! Blumengießen und Hefteinsammeln erfordern zuviel Übersicht und Handlungskontrolle, so daß sie weniger geeignete Arbeiten darstellen.

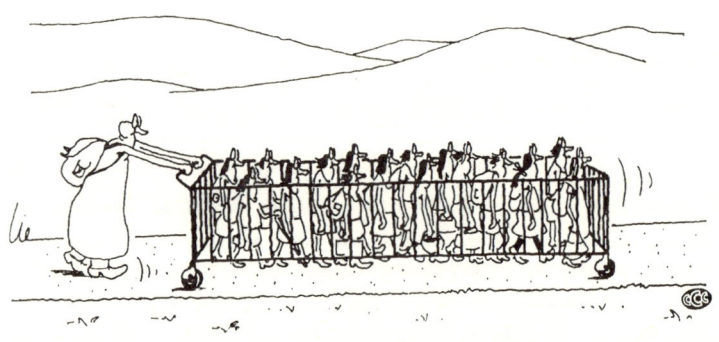

Erik Liebermann, Cartoon-Caricature-Condor, München

Probleme gibt es häufig bei Unterrichtsgängen. Die neue Situation überfordert das Kind. Zwar kann eine klare, einfache, genaue Vorbereitung allerhand Ärger vermeiden, aber Schwierigkeiten tauchen trotzdem auf. Wo das Kind fragen soll, schaut es nur groß, wo es laufen soll, bleibt es stehen, wo es beobachten soll, reißt es aus.

Dabei will es ja alles besonders gut machen. Es überblickt nur nicht, wann was an der Reihe ist. Deshalb tut der Lehrer gut daran, das Kind in seiner Nähe zu behalten und es schrittweise vorzubereiten. Wenn es dafür die Tasche des Lehrers trägt, hat jeder was davon, und die Maßnahme ist für Außenstehende unauffälliger.

Auch der Pausenhof ist ein Problemfeld für hyperaktive Kinder (siehe Hans). Hier ist die Masse der Kinder noch größer. Oft ist auch Rennen verboten. Über einen engagierten Elternbeirat kann der Pausenhof umgestaltet werden

- *mit Ruhezonen* zum Sitzen, Essen, Trinken, Reden, Lesen;
- *mit Spielzonen*, die mit aufgemalten Hüpfspielen und einfachen Spielgeräten zu geselligem Spielen und zum Erproben der Geschicklichkeit anregen;
- *mit Bewegungszonen*, in denen gerannt werden darf.

So kommt jeder zu seinem Recht, und die Masse der Schüler verteilt sich auf einzelne Gruppen. Unfälle und Aggressionen werden so verhindert. Darüber gibt es inzwischen genügend Untersuchungen.

Wenn alle Bemühungen seitens der Erzieher das Leiden der Kinder jedoch nicht mindern können, ist anzuraten, frühzeitig eine heilpädagogische Einrichtung ins Auge zu fassen. Hier wird in Kleingruppen nach dem Lehrplan der Regelschulen unterrichtet. Die Kinder erhalten außerdem die Unterstützung von Erziehern, Therapeuten und Ärzten. Sie dürfen allerdings meist nur am Wochenende nach Hause, was jedoch nicht immer ein Nachteil sein muß.

Wir alle werden in eine Gesellschaftsform hineingeboren, die uns von frühester Kindheit an prägt. Jede Gesellschaft setzt für sich Normen und Werte fest. Kinder werden dazu erzogen, diesen Normen und Werten zu entsprechen. Kinder verfügen zum Glück zu ihrem Schutz über natürliche Selbstschutz- und Selbstheilungsmechanismen.

Unsere Zivilisation scheint aber geradezu geprägt von einem Werteverlust. Das Ergebnis ist Orientierungslosigkeit. Auf der Suche nach Halt begeben sich viele junge Menschen in die Abhängigkeit von Sekten und Drogen.

Was ist geschehen?

Die Menschen haben nach v. Cube (1989) schon früh versucht, das naturgegebene Gleichgewicht von Anstrengung und Vergnügen zu ihren Gunsten zu verschieben, oft ohne Rücksicht auf die Natur. Sie erfanden Waffen, um die Anstrengungen der Jagd zu reduzieren, sie entwickelten Ackerbau und Viehzucht, um sich Nahrung zu sichern, Wasserleitung und Rad, um sich das Leben bequemer zu machen.

Heute haben wir es erreicht, ohne Anstrengung auf das angenehmste zu speisen, uns bequem fortzubewegen und zu vergnügen.

Unser biologisches, verhaltenssteuerndes Erbe ist jedoch nach Eibl-Eibesfeldt (1990) an die Bedingungen der Kleingesellschaft und die Überlebensstrategie des Jagens und Sammelns angepaßt.

Menschen fühlen sich deshalb ohne Bewegung, ohne Anstrengung nicht wohl. Deshalb fahren wir zwar mit dem Auto zum Bäcker, joggen aber dann am Abend einige Kilometer, um Ausgleich zu schaffen. Deshalb essen wir zwar alle Leckereien, fasten dann aber tagelang und entbehrungsreich oder werden krank.

Deshalb lassen wir zwar Arbeiten von Maschinen verrichten, gehen aber dann ins Fitneßcenter, um – wieder mit Maschinen – unsere Muskeln zu trainieren.

Wir wissen zwar, daß Autoabgase die Umwelt schädigen (und dies um so mehr, je schneller Autos fahren), konstruieren aber trotzdem immer schnellere Autos. Wir wissen zwar, daß Pflanzenschutzmittel über die Nahrungskette uns ganz direkt wieder erreichen, aber wir verwenden sie trotzdem.

Wir wehren uns nun durch Individualismus und Egoismus, wo es angebracht wäre, unsere Einbettung in einen Naturkreislauf zu erkennen und unser Verhalten der Natur gegenüber zu überdenken.

Wie wirken Pflanzengifte, Hormonzusätze, überhöhte Geschwindigkeiten, Lärmbelastungen, Abgase usw. auf den empfindlichen Organismus von Kindern? Sind nicht vielleicht »störendes« Verhalten und Lern»störungen« nur Warnsignale, die Erwachsene in die Verantwortung für die Zukunft der Kinder rufen wollen?

Warum wird im Gegensatz zu Militärausgaben finanziell so wenig für die Ausbildung und Förderung unserer Kinder und zur Erhaltung ihrer zukünftigen Lebenswelt bereitgestellt?

Warum sehen wir in der Bewegungsfreude, der Neugier der Kinder nicht die Lebensfreude, sondern fühlen uns bedrängt?

Warum verhalten wir uns nicht »vorbild«mäßiger?

Gesellschaft, das sind wir alle. Auf sie darf nur schimpfen, wer sich in ihr und für sie betätigt, um hier etwas zu ändern: in Umweltgruppen, politischen Gruppen, im Sportverein u.a.

Wem das nicht möglich ist oder zu unbequem, dem bleibt nur, die Gesellschaftsstruktur so zu nehmen, wie sie ist, und wenigstens im eigenen Umfeld verantwortungsbewußt zu handeln.

Wir müssen erkennen, daß wir in uns ein neues Verantwortungsgefühl für die Gemeinschaft und für die kommenden Generationen erwecken müssen. Unsere Problematik heißt nicht nur Überleben, sondern die Erhaltung der Begabung zu weiterer menschlicher Entwicklung: Freiheit von Not; Offenheit; Akzeptanz der Vielfalt; Selbsterkenntnis und zukunftsverantwortliches Handeln.

● Das Erzieherverhalten

Wenn wir eigenes Verhalten umstellen sollen, merken wir, wie schwer das ist und was wir von den Kindern verlangen. Einsicht reicht nicht aus, es sind der Wille nach Veränderung (oft aufgrund von übergroßem Druck) und die Gewöhnung über einen längeren Zeitraum hin, die eine Veränderung bewirken.

Wir kennen unsere Schwachpunkte meist genau.

Aber wollen wir sie verändern?

Was geschieht, wenn wir sie verändern?

Haben wir vielleicht nur Angst vor den Folgen?

Inwiefern betrifft uns eine Verhaltensänderung des Kindes?

Müssen wir uns dann vielleicht auch umstellen? Wollen wir eine Veränderung wirklich?

Können wir von den Kindern eine Veränderung ihres Verhaltens verlangen, wenn wir selbst dazu nicht bereit sind?

»Auf Kinder wirkt das Vorbild, nicht die Kritik.« (Thiersch) (Kalenderblatt)

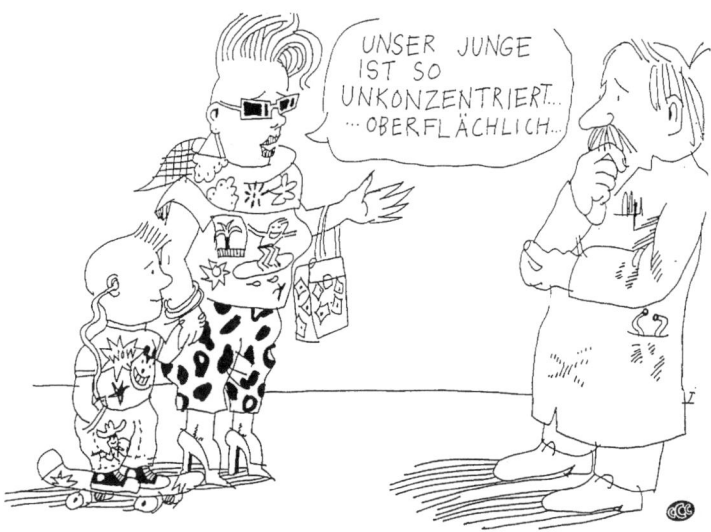

Jan Tomaschoff, Cartoon-Caricature-Contor, München

Im kleinen heißt das:

Das eigene Verhalten überprüfen und gegebenenfalls ändern
– und zwar bevor wir dies von unseren Kindern verlangen.
Eine Umwelt einrichten und erhalten, die unseren Kindern
eine gesunde Entwicklung ermöglicht:

– mit Raum für Primärerfahrung und Bewegung,
– durch gesunde Ernährung,
– durch Liebe und Zuwendung,
– durch Ausbalancieren von Freiraum und Grenzen,
– durch Fordern und Fördern,
– durch Übermittlung von Anerkennung und Wertschätzung,
– indem wir Selbstverantwortung und Selbstverwirklichung
  ermöglichen.

3. Hilfe von außen durch Therapie und Selbsthilfegruppen

3.1 Therapie

Therapien können Elternhaus und Schule unterstützen. Das
bedeutet nicht, daß elterliche und schulische Erziehungsarbeit
einfach an Experten abgegeben wird. Man kann zwar Vertrau-
en in diese Institutionen haben, aber ohne die Mitarbeit aller
ergibt sich keine Veränderung. Das Kind soll ja nicht nur in
einem Schonraum sicherer werden, sondern dieses Verhalten
auch auf den Alltag übertragen.
    Es heißt zuerst mal, aus der Fülle der Therapieformen die
auszuwählen, die auf das Kind paßt. Folgende Übersicht aus
Franke (1988, S. 3) kann eine Orientierung sein.

Klassifikation des Erklärungs-/Therapieansatzes	Erklärungsansatz der Aggression/ Hyperaktivität	Therapeutisches Ziel und Vorgehen
psycho- analytisch (sensu Freud)	Ich-Störung	Durch freies Spiel, das vom Therapeuten begleitend inter- pretiert wird, erfährt das Kind eine Ich-Stärkung.
individual- psychologisch (sensu Adler)	mit Schuldge- fühlen begleite- te Reaktion auf soziale Depriva- tion	Erlernen von sozialen Kompe- tenzen vor allem in Spielgrup- pen: Reduzierung der Schuld- gefühle durch Erwerb von Wiedergutmachungsstrategien
psycho- analytisch (sensu Kohut)	erschüttertes Selbstwertge- fühl durch feh- lende Bindung	Durch strukturierte lustig-opti- mistische Interaktionsspiele er- fahren die Kinder Bindung und eine Stärkung des Selbstwert- gefühls.
personen- zentriert (sensu Rogers)	Beziehungs- störung inter- und intra- personell	Kinder bearbeiten ihre Bezie- hungskonflikte und Probleme im personenzentrierten Spiel. Der Therapeut kann begleitend kommentieren oder mitagieren.
kognitiv verhaltens- therapeutisch	mangelhafte kognitive Problem- lösefähigkeit	Training von Selbstkontroll- fähigkeiten und gezielte Verstärkung erwünschter Verhaltensweisen verbessern Problemlösefähigkeiten und verringern Frustration.
organdefizitär (sensu Ayres)	Folge einer sensomotori- schen Integra- tionsstörung	Ausgesuchtes Spiel- und Übungsmaterial ermöglicht Training der sensomotorischen Integration.
verhaltens- therapeutisch	fehlende Struktur und Bindung	sprachtherapeutische Arbeit mit strenger örtlicher und zeit- licher Struktur und konzentra- tionsförderndem Spielmaterial

In vielen Fällen hat sich eine Kombination von medikamentöser Hilfe, die oft erst ein Greifen anderer Therapien ermöglicht, mit Ergotherapie (Ayres 1984), die an den Wahrnehmungsschwierigkeiten arbeitet, und kognitiver Verhaltenstherapie, die die Verhaltenssteuerung angeht, bewährt.

Jede Hilfe von außen muß zum Ziel haben, das Kind zur Eigenkontrolle zu führen.

3.2 Selbsthilfegruppen, hier: der AÜK (Arbeitskreis überaktives Kind)

Beratungsstelle: Dieterichstraße 9, 30159 Hannover, Telefon 0511/3 63 27

— Der »Arbeitskreis überaktives Kind« versieht seine Aufgaben im Namen der Gemeinnützigkeit bundesweit zum Wohle nahrungsempfindlicher, hyperaktiver Kinder und Jugendlicher.
— Er betreut Kinder, Jugendliche sowie deren Eltern im Umgang mit den Ursachen und Auswirkungen ihrer Krankheit – Hyperaktivität, Aggressivität, Verhaltens- und Konzentrationsstörungen und Teilleistungsschwächen.
— Er ist auf der Suche nach den vieldiskutierten Ursachen dieser Störungen und forscht auf den Gebieten Ernährungsursache, Toxizität, Allergie und Umweltschädigung.
— Er führt regelmäßige Gruppenabende zur Ernährungsberatung durch, ebenso Elternabende zur Beratung im Umgang mit hyperaktiven Menschen.
— Er berät zur Durchführung von Therapien durch Ärzte, Heilpraktiker, Kliniken und Kuren, er gibt Rat im Umgang mit Behörden und Schulen.
— Er führt Öffentlichkeitsarbeit vielfältigster Art durch.
— Er bietet umfangreiche Informationsschriften an.

Ein Netz von 100 *Selbsthilfegruppen* bietet in der Bundesrepublik betroffenen Familien Hilfe zur Selbsthilfe an (Die aktuelle Adressenliste ist über AÜK zu erhalten).

Arbeitskreis überaktives Kind e. V. Hannover
Stand: 17.11.1994

Selbsthilfegruppenleiter

Wagner, Helene	Bergstr. 48, 01069 Dresden	
Busse, Irmgard	Moritzburger Weg 75, PF 100 35, 01109 Dresden	58608
Döring, Martina	Stralsunder Str. 46, 01968 Senftenberg	
Heiser, Annette	Welzowerstr. 28, 03048 Cottbus	0355-424380
Görisch, Werner	Kapenweg 19, 06786 Vockerode	
Jahn, Jutta	Kaiserin-Augusta-Allee 42, 10589 Berlin	030-3449802
Seegers, Karin-Gisela	Zikadenweg 1, 14055 Berlin	030-8619015
Lehr, Carola	Brauereistr. 56, 17034 Neubrandenburg	4226253
Honermeier, Angela	Schillerstr. 21, 18055 Rostock	0381-4903960
Maisa, Anita	Im Timpen 4a, 21398 Neetze	05850-1405
Thielke, Ute	Rodeweg 6, 22117 Hamburg	040-7124263
Döring, Brigitte	Groten Hoff 15, 22359 Hamburg	
Lorenzen, Heike	Jahnstr. 60, 22869 Schenefeld	040-8300173
Dencker, Magret	Beethovenstr. 6d, 23617 Stockelsdorf	0451-491340
Magdalinski, Doris	Holtenauer Str. 242, 24106 Kiel	0431-335844
Carlsson, Heike	Wischhofstr. 2, 24148 Kiel	0431-725120
Petersen, Hannelore	Wildemannsgang 2, 24832 Schleswig	04621-25457
Kellhammer, Ernst	Steenloskamp 23, 25436 Tornesch	04122-55545
Hernandez-Springer, Evelyne	Westersteig 20, 25899 Niebüll	04661-5795
Meyer, Johann	Eichenweg 1a, 26683 Saterland/Strücklingen	04498-1894
Kedenburg, Vera	Am Himpberg 6, 27367 Sottrum	
Bernau, Sabine	Querstr. 1, 27729 Hambergen	04793-931021
Hansemann, Renate	An der Flachsbäke 8, 27793 Wildeshausen	
Kohn, Elke	Eschenstr. 16, 28203 Bremen	0421-75449
Meyer, Heinz-Erich	Roonstr. 5, 30161 Hannover	0511-391262
Schleumer, Christine	Basbergstr. 97, 31787 Hameln	05151-45232
Herold-Niere, Carola	Rote Kuhle 16, 32683 Barntrup	
Halle-Tölle, Ingrid	Dissestr. 10, 32756 Detmold	
Liebergesell, Monka	Leinenstr. 35, 33729 Bielefeld	0521-72514
Preuss, Manfred	Heinrichstr. 11, 33824 Werther	05203-4035
Niemeyer, Angelika	D.-Bonhoeffer-Str. 14, 33829 Borgholzhausen	0211-401066
Familienbildungsstätte, Inge Sommer	Kasseler Str. 19, 34225 Baunatal	
Nicolai, Christa	Golmbacher Str. 16, 37619 Bodenwerder	05533-1206
Schinke, Doris	Kiefernweg 43, 37671 Höxter	05271-33531
Rodewald, Marion	Celler Weg 1a, 38518 Gifhorn	05371-71129
Wulsten, Bärbel	Schäferkamp 26, 38536 Meinersen	05372-6371
Kinderschutzzentrum	Halberstädter Str. 135, 39112 Magdeburg	0391-48184
Friedla, Gudrun	Nordstr. 17, 42105 Wuppertal	0202-454834
Stefan, Susanne	Clausewitzstr. 57, 42389 Wuppertal	
Neiderek, Sabine	Bornerstr. 85, 42897 Remscheid	02191-663508
Ivakov, Doris	Memeler Str. 14, 42897 Remscheid	02191-661707
Lißeck, Dorothee	Rabenhorst 74a, 45355 Essen	0201-676758
Frank, Anne Marie	Eggebrechthang 6, 45357 Essen	0201-607074
Kronenberger, Gabriele	Hohenzollernstr. 65, 45888 Gelsenkirchen	0209-24545
Krietemeyer, Dagmar	Scheideweg 77 a, 45896 Gelsenkirchen	0209-375494
Liebig, Doris	Geschw.-Scholl-Weg 19, 46238 Bottrop	02041-36159
Kirsch, Christa	Abelstr. 63, 46483 Wesel	
Teichmann, Käthe	Friemersheimer Str. 65, 47239 Duisburg	02151-404276
Metz, Meta	Am Röttgen 34, 47829 Krefeld	02151-481960
Buntrock, Hanne G.	Stellmacherweg 95, 48161 Münster	02534-8119
Kretschmann, Marlies	Hangstr. 7, 49076 Osnabrück	0541-127761
Looschen, Elisabeth	Nikolausdorfstr. 22, 49681 Garrel	04474-8012
Diecks, Doris	Königsberger Str. 3, 49716 Meppen	05931-14367
Schimmöller, Vera	Hülskrabbenweg 3, 49640 Haselünne	05961-5404

Bürschgens, Herta	Leo-Meuser-Str. 5, 52249 Eschweiler	02403-53935
Schleich-Wagner, Brigitte	Birkenweg 13, 54309 Newel	06505-8413
Wagner, Elke	Im Tannenbusch 30, 54439 Palzem-Kreuzweiler	06583-874
Stützel, Hiltrud	Hoher Weg 3, 55743 Idar-Oberstein	06781-28274
Loske, Judith	Eugen-Richter-Str. 21, 58089 Hagen	02331-334134
Handlanger, Beate	Schlegelstr. 19a, 59199 Bönen	02383-50957
Dutz, Sylvia	Mühlenweg 38, 59505 Bad Sassendorf-Weslarn	02921-52550
Vogt, Brigitte	Hardtstr. 26, 59955 Winterberg 3	02981-7878
Meyer, Renate	Am Wolfsloch 31, 63181 Friedrichsdorf	06175-7670
Karl, Marion	Dornbachstr. 14, 61440 Oberursel	06171-25219
Shankland, Lydia	Sandbergstr. 65, 64285 Darmstadt	
Lemmert, Roland	In der Kirchtanne 31, 64297 Darmstadt	
Herzog, Gabriele	Dantestr. 21, 65189 Wiesbaden	
Traud, Rosemarie	Am Hasenpfad 20, 65451 Kelsterbach	06107-1216
Barbian, Christa	Am Gottwill 6, 66117 Saarbrücken	0681-53525
Kaiser, Irmtraut	Am Lieschenfeld 13, 66121 Saarbrücken	0681-892050
Hilfe b. Hyperaktivität	Poststr. 57, 66333 Völklingen	
Nunold, Gabriele	Lappstr. 104, 66482 Zweibrücken	06332-13583
Köhl, Gerda	Am Birkwald 26, 66679 Losheim-Rimlingen	06872-7187
Fauß, Christine	Frohnbacherhofstr. 7, 66871 Dennweiler-Frohn-bach	
Morio, Monika	Pirmasenser Str. 59, 66981 Münchweiler	06395-7419
Kühnling, Hans	Westlicher Graben 29, 67269 Grünstadt	06359-84929
Vielhauer, Gabriele	Saarlandstr. 24, 68519 Viernheim	06204-76101
Daus, Rosemarie	Oftersheimer Str. 17, 68775 Ketsch	06201-4494
Schweikert, Karola	Schwabstr. 2, 70825 Korntal-Münchingen	07150-2261
Honeck, Petra	Fr.-Ebert-Str. 25, 71509 Schwaikheim	07195-51245
Haid, Silvia	Stuttgarter Str. 31, 72250 Freudenstadt	07441-81533
Kadau, Ute	Rechbergstr. 18, 73101 Aichelberg	07164-3509
Arnold, Anne	Schloßsträßle 9, 74426 Bühlerzell	07963-1240
Jaeck, Kain	Karlsbaderstr. 15, 75334 Straubenhardt	0782-6500
Krieger, Isabella	Neureuther Hauptstr. 371, 76149 Karlsruhe	0721-785921
Struck, Anke	Renchstr. 27, 76337 Waldbronn	07243-69833
Hirsch, Elisabeth	Zwerggasse 2, 76831 Billigheim-Ingenheim	06349-1042
Berning, Sonja	Theodor-Hanloser-Str. 35a,78224 Singen/Hohentwiel	07731-49183
Herrschuh-Sprungmann, Gabriele	Lindenhofplatz 3, 78727 Oberndorf	07423-8242
Burghard, Stefanie	Gartenstr. 3, 79189 Bad Krozingen	07633-13571
Schaller, Gisela	St.-Ulrich-Str. 2–4, 79189 Bad Krozingen	07633-4105
Rönsch, Anne	Elvirastr. 12, 80636 München	089-1292697
Höling, Hannelore	Hohenstraufenstr. 12, 80801 München	089-399990
Raithofer, Ulrike	Pienzenauerstr. 6, 81679 München	089-981261
Hengstenberg, Ulrike	Ascherbachstr. 4, 82194 Gröbenzell	08142-9336
Dägling, Elisabeth	Wendelstein 11a, 84550 Feichten	08623-7425
Eiler, Petra	Max-Reger-Str. 3, 86199 Augsburg	0821-94406
Riegg, Gisela	Waidmannstr. 27, 86199 Augsburg	0821-93086
Gabel, Marina	Sudetenstr. 11, 86971 Peiting	
Gesell, Ute	Veit-Stoß-Str. 92, 91154 Roth/Mittelfr.	09171-62587
Schaeffer, Martina	Otto-Hahn-Str. 29, 93053 Regensburg	
Klatt, Anita	Lindenweg 12, 93093 Donaustauf-Sulzbach	09403-8335
Schumacher, Sigrid	Von-Hutten-Str. 1, 97502 Obbach	09726-3126
Zipf, Theresia	Wittigostr. 28, 86857 Wittighausen	09347-577
Schmidt, Dr. Sabine	Dr.-W.-Külz-Str. 6, 99867 Gotha	55172
Dönz, Rosemarie	Obdorfweg 39a, A-6700 Bludenz	

151

4. Literatur

Arbeitskreis Überaktives Kind (AÜK): 1. Symposium: Das hyperkinetische Syndrom – ein alarmierendes Problem unserer Zeit. Kassel 1989

Arbeitskreis Überaktives Kind (AÜK): Leitfaden zur Ernährungsumstellung bei Hyperaktivität, Beratungsstelle Hannover, Dieterichsstr. 9, 30159 Hannover

Ayres A.J.: Bausteine der kindlichen Entwicklung. Berlin 1984

Bolvansky, R.: Hyperkinetische Kinder mit Lese- und Recht-Schreib-Schwierigkeiten. In: Czerwenka, K. (Hrsg.): Das hyperaktive Kind: Ursachenforschung – pädagogische Ansätze – didaktische Konzepte, Weinheim, Basel, 1994 S. 49–73

Czerwenka, K.: Braucht die Schule ein neues Lernkonzept?, unveröffentlichtes Manuskript, Lüneburg 1990

Cohn, R.: Lebendiges Lehren und Lernen, TZI macht Schule, Stuttgart 1993

von Cube, F.: Fordern statt Verwöhnen, München 1989

Dennison, P. u. Dennison, G.: EK für Kinder, Freiburg 1987

Eibl-Eibesfeldt, I.: Der Mensch, das riskierte Wesen, München 1990

Endres, W.: Der große Punkt, München 1986

Franke, U. (Hrsg.): Aggressive und hyperaktive Kinder in der Therapie, Heidelberg 1988

Geßlein, I./Lippert, H.: Schule macht Spaß, Würzburg, 1987

Montessori, M.: Schule des Kindes, Freiburg 1987

Neuhaus, C.: Was ist dran am sogenannten Zappelphilipp? Gezielte Interventionsmöglichkeiten in Familie und Schule. Ein Elterntraining. In: Passolt, M.: Hyperaktive Kinder: Psychomotorische Therapie, München 1993, S. 118–141

Zink, J.: Liebe ist ein Wort aus Licht, Zürich 1985

III. Auch der Arzt kann helfen

Wolfram Kinze

Hyperaktive Kinder aus der Sicht des Kinderpsychiaters

Einleitende Anmerkungen

Die Kinderpsychiater befassen sich mit Störungen des Verhaltens von Kindern und Jugendlichen. Sie versuchen, die Ursachen zu ermitteln und Behandlungsmöglichkeiten zu finden. Sie beziehen dabei medizinisches, psychologisches und pädagogisches Fachwissen ein, um mit dem Kind und seinen unmittelbaren Bezugspersonen Einsichten in die Entstehungsbedingungen der »Verhaltensstörungen« zu gewinnen und daraus Schlußfolgerungen für die weiteren Maßnahmen abzuleiten.

Jeder Einzelfall ist anders, dennoch gibt es eine Reihe von Gemeinsamkeiten sowohl bezüglich der Ursachen wie auch bezüglich der therapeutischen Möglichkeiten. Diese Gemeinsamkeiten bieten eine Orientierungshilfe, um die Vielfalt der Einzelprobleme zu ordnen, eine »diagnostische Beurteilung« abgeben zu können. Eine solche Diagnose ist keine Abstempelung als »psychisch behindert«, sondern sie bietet eine allgemein anerkannte Grundlage, um einerseits die darauf ausgerichteten therapeutischen Maßnahmen (einschließlich der erzieherischen und pädagogischen Hilfen) einzuleiten und andererseits Voraussagen zum Verlauf treffen zu können. Solche »prognostischen Aussagen« sind immer nur mit Vorbehalten möglich. Sie verhelfen jedoch zu einer realistischen Sicht der Probleme, können Ängste abbauen, belastende diagnostische Irrwege vermeiden und übertriebene Erwartungen korrigieren.

Es soll nun der Versuch gemacht werden, diese Schritte der diagnostischen Überlegungen, der therapeutischen Möglichkeiten und der prognostischen Aussagen im einzelnen darzustellen.

1. »Hyperaktive Kinder« – Was kennzeichnet ihr Verhalten?

1.1 Grundlagen des Verhaltens

Jedes Verhalten beruht auf Leistungen des Gehirns. Die normale Funktion des Gehirns ist gebunden an den regelrechten Aufbau der Nervenzellen und ihrer regulären Verknüpfungen untereinander. Die Nervenzellen bilden anatomische Strukturen mit unterschiedlichen, sich ergänzenden Leistungen. Unter Vermittlung unterschiedlicher chemischer Überträgerstoffe (»Transmitter«) können sich die einzelnen Nervenzellen untereinander mittels elektrischer Impulse erregen oder hemmen. Über zahlreiche Zwischenschritte werden diese Impulse in Gedanken, Gefühle und Handlungen, also letztlich in Verhalten, umgesetzt.

Der Aufbau und die Leistungen des Gehirns vollziehen sich dabei nach im Erbgut verankerten Bauplänen und jeweils individuellen Besonderheiten. Sie unterliegen den Vorgängen von Wachstum und Reifung. Sie können dabei schädigenden, krankhaften Einflüssen ausgesetzt sein, die zu bleibenden Leistungseinschränkungen führen, sofern sie nicht durch Heilungsprozesse ausgeglichen werden.

In seinen Leistungsbesonderheiten wird das Gehirn durch Einflüsse der Umgebung, letztlich also durch Lernvorgänge, wesentlich mitbestimmt. Dabei ist es vom Alter bzw. vom Entwicklungsstand des Kindes abhängig, welche Anregungen aufgenommen und verarbeitet werden können. Das Kleinkind wird von den gleichen Ereignissen in seiner Umwelt anders beeinflußt als ein Jugendlicher.

Am jeweiligen aktuellen Verhalten sind stets diese vier Grundbausteine – Hirnstruktur, Entwicklungsstand, Umweltbedingungen, mögliche Krankheiten – beteiligt und werden durch die unmittelbare Situation beeinflußt. Sie bilden damit ein »unentwirrbares Knäuel«, das sich rückblickend nicht mehr in seine prozentualen Anteile zerlegen läßt. Viele Ein-

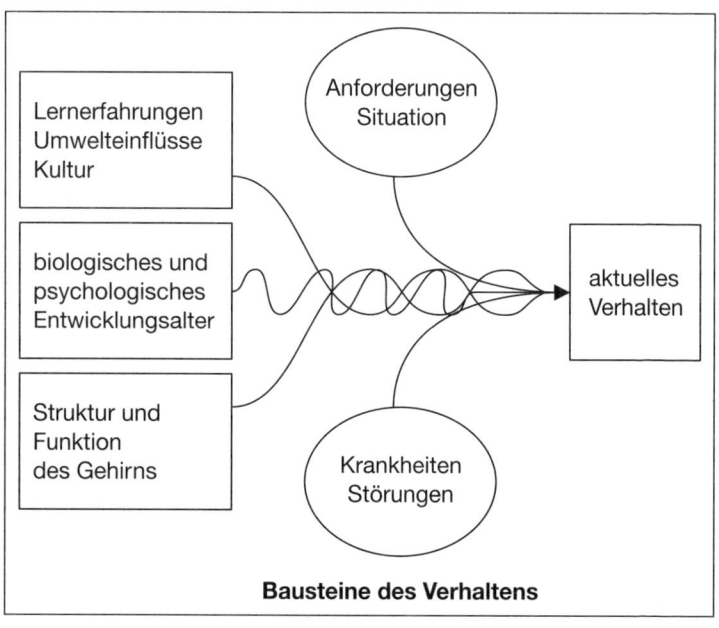

Bausteine des Verhaltens

zelheiten dieser komplexen Zusammenhänge sind bekannt, aber sehr vieles bleibt noch unklar. Außerdem bereitet es erhebliche Schwierigkeiten, Einzelerkenntnisse – z. B. über den Aufbau der Nervenzelle oder die Chemie eines Überträgerstoffes – in direkten Zusammenhang mit »Verhalten« bzw. »Verhaltensstörungen« zu bringen. Oft sind die hierzu geäußerten Hypothesen reine Vermutungen, auch wenn sie mit dem Anspruch letzter Wahrheiten vorgetragen werden. Noch ist auch das Wissen der Experten lückenhaft. Zugleich ist das wissenschaftlich Erkannte schon so umfangreich, daß ein einzelner nur in seinem Spezialgebiet den vollen Durchblick hat.

Allein die komplizierten Wechselbeziehungen der vier »Grundbausteine des Verhaltens« machen deutlich, daß Einzelfaktoren – wie bestimmte Nahrungsmittel, nicht näher bezeichnete »Hirnschäden« oder allgemeine Erziehungsfehler – kaum als alleinige Ursachen für ein so komplexes Geschehen wie »Hyperaktivität« bei Kindern in Betracht kommen.

Diese Einsicht sollte dazu ermutigen, alle angebotenen einseitigen Patentlösungen mit der gebotenen Skepsis zu betrachten. Es ist von vornherein wenig wahrscheinlich, daß ausschließlich ein Medikament, eine Diät oder ein Erziehungsprogramm allein alle Probleme zu lösen vermag. Immer wird es darauf ankommen, die Bedingungen im Einzelfall in Erfahrung zu bringen und darauf ausgerichtet individuelle Maßnahmen einzuleiten.

1.2 Verhaltensbesonderheiten hyperaktiver Kinder

Worin unterscheiden sich hyperaktive Kinder von anderen Kindern ihrer Altersgruppe? Gibt es Einzelmerkmale, die auf alle hyperaktiven Kinder zutreffen? Gibt es Besonderheiten, die nur bei hyperaktiven Kindern vorkommen, nicht aber bei den anderen?

Grundsätzlich lassen sich keine Einzelmerkmale abgrenzen, die ausschließlich auf hyperaktive Kinder zutreffen. Hyperaktive unterscheiden sich von den »normalen« Kindern durch die Intensität und durch die Kombination, mit der bestimmte Verhaltensweisen auftreten. Die einzelnen Verhal-

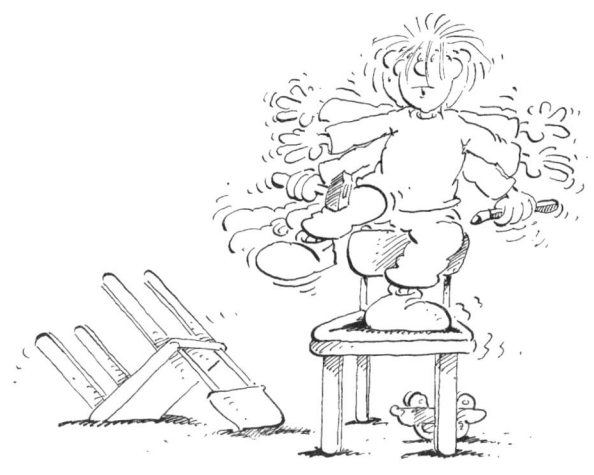

tensbesonderheiten hyperaktiver Kinder lassen sich auch bei anderen Kindern beobachten, jedoch in Häufigkeit, Dauer und Ausmaß wesentlich milder.

Damit läßt sich diagnostisch die Feststellung einer »Hyperaktivität« nicht an Einzelsymptomen festmachen, sondern am Gesamtverhalten des Kindes in unterschiedlichen Situationen. Allerdings ist es für praktische Zuordnungen sinnvoll, das Gesamtverhalten in Teilbereiche zu untergliedern. Sonst bleibt es bei globalen Zuordnungen wie »im Verhalten unmöglich, nicht zu ertragen, immer nur Schwierigkeiten …«.

▶ Bewegungsdrang

Hyperaktive Kinder sind lebhaft, ständig in Bewegung, sie fassen alles an, probieren alles aus, wenn dabei etwas zerstört wird, scheint sie das kaum zu beeindrucken; sie können nicht still sitzen, rutschen hin und her, fallen mit dem Stuhl um, klettern über Tisch und Bänke, sind an mehreren Stellen gleichzeitig, man kann sie kaum beaufsichtigen.

Wo andere gehen, rennen sie; wo andere ruhig sitzen, schaukeln sie; wo andere ruhig spielen, sind sie laut und wechseln ständig die Beschäftigung.

Sie verausgaben ihre Kräfte bis zur Erschöpfung, sind schweißnaß, verlangen aber nicht nach Ruhe, sondern eher nach neuen Aktionen.

▶ Aufmerksamkeit und Konzentration

Wenn wir unter Aufmerksamkeit verstehen, daß sich das Kind einem Reiz zuwendet, so sind hyperaktive Kinder sehr aufmerksam. Sie interessieren sich für alles, was in ihrer Umgebung passiert, jedem neuen Reiz wenden sie sich sofort zu, lassen dafür aber die angefangene Beschäftigung liegen. So sind sie zwar ständig am Aufnehmen neuer Anregungen, führen aber kaum eine Tätigkeit planvoll zum Ziel.

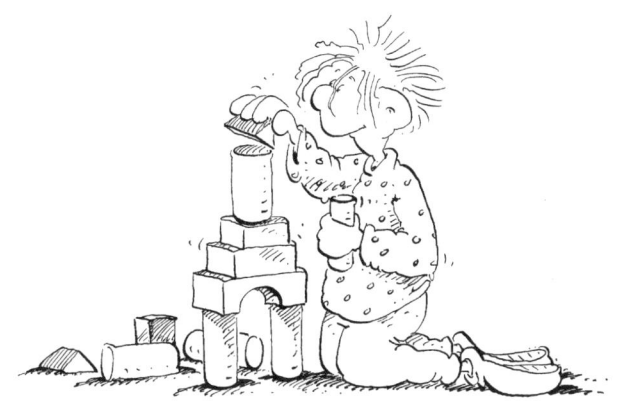

Sie sind leicht ablenkbar, »reizoffen«, oft auch »reizhungrig«, indem sie aktiv nach Abwechslungen suchen und dabei alles bevorzugen, was sich bewegt, auseinandergenommen werden kann, laut ist, herunterfällt, zersplittert.

Bei einigen selbstgewählten Beschäftigungen können sie auch länger bleiben, vor allem wenn sie mit Bewegung verbunden sind, z. B. beim Fußballspiel, beim Rodeln, beim Paddeln, beim Baden, beim Umgang mit Tieren. Mitunter entwickeln sie auch Ausdauer bei stillen Beschäftigungen, so beim Angeln, auch beim Musikhören und Fernsehen.

Erhebliche Schwierigkeiten haben sie, sich auf Aufgaben zu konzentrieren, die ihnen von anderen übertragen werden. Das betrifft besonders die schulischen Anforderungen. Dabei sind die hyperaktiven Kinder nicht von vornherein unwillig – im Gegenteil: Mit großem Eifer (und reichlich Bewegung) gehen sie ans Werk, haben jedoch nicht genau hingehört, verlieren rasch das Ziel aus den Augen, lassen sich von anderen Ereignissen ablenken, spielen mit den Arbeitsmaterialien, werden immer unruhiger und fragen dazwischen, fangen an zu stören. Es mangelt ihnen an der Fähigkeit zuzuhören, nachzudenken, nach vereinbarten Regeln vorzugehen, bei der Sache zu bleiben. Sie können ihre kurze Aufmerksamkeitsspanne nicht in dauerhafte Konzentrationsleistung umsetzen.

▶ Impulsivität

Was ein Kind will, soll möglichst sofort geschehen, sonst reagiert es verstimmt. Je jünger das Kind ist, um so schwieriger kann es seine aktuell aufkommenden Bedürfnisse aufschieben. Dies trifft sowohl auf das zu, was es im Moment wünscht – Süßigkeiten, Spielzeug, Beteiligung an gemeinsamen Unternehmungen –, wie auch auf das, was es derzeit nicht möchte – sich waschen, ins Bett gehen, aufräumen. Dank erzieherischer Beeinflussung und entwicklungsbedingter psychischer Reifung lernt das Kind, Wünsche aufzuschieben und Versagungen zu verkraften, wenn es erlebt, daß einerseits Trotzverhalten zu keinem Erfolg führt und andererseits »aufgeschoben nicht aufgehoben« ist. Zugleich lernt es zunehmend, eigene Absichten auf die Möglichkeiten ihrer Verwirklichung hin zu prüfen. So überlegt es sich vorher, auf welche Weise am günstigsten zum Ziel zu kommen ist bzw. was für Schwierigkeiten es geben könnte. Dabei können dann auch schon sehr junge Kinder recht »raffiniert« vorgehen, das 3jährige Mädchen macht schöne Augen, der 4jährige Junge versucht es bei der Oma, wenn sich die Mutter seinen Wünschen nicht beugt.

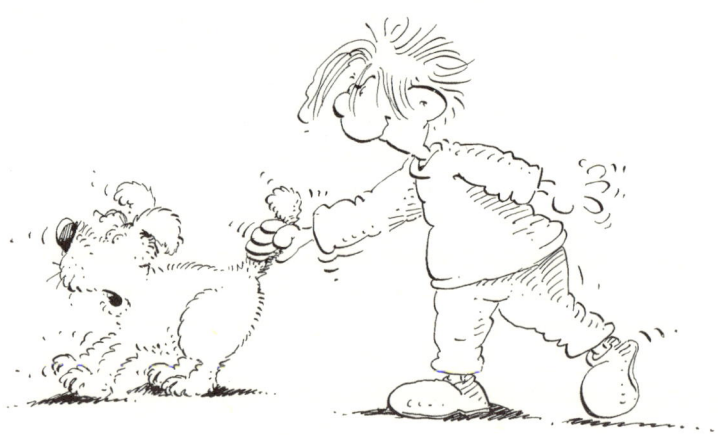

Das hyperaktive Kind hat für diesen Lern- und Entwicklungsprozeß offensichtlich sehr viel schlechtere Voraussetzungen. Auch noch im Schulalter setzen die hyperaktiven Kinder innere Antriebe sofort in Handlungen um, ohne nachzudenken, ohne Rücksicht auf Verluste für sich und andere. Jeder erreichbare Hebel wird betätigt, jedes Spielzeug wird ergriffen, in jedes Spiel wird sich eingemischt, an jedem Tisch wird Platz genommen, jede Mauer wird erklettert, jede Tür geöffnet, jeder Stein geworfen, jede Straße überquert, jedes Geländer erstiegen, jeder Hund geärgert, auf jedem Instrument herumgeklimpert. Dabei scheint das hyperaktive Kind aus den Folgen seines Handelns nicht zu lernen, obwohl es auf Befragen durchaus angeben kann, daß es fragen soll, ehe es etwas nehmen darf, daß es verboten ist, elektrische Schalter zu betätigen, daß es gefährlich ist, einfach über die Straße zu rennen. Selbst wenn es – wie so oft – gestürzt ist, sich weh getan hat, im letzten Moment noch die Rettung aus großer Gefahr erlebte oder wieder einmal beschimpft und ausgegrenzt wurde – es ändert sein Verhalten kaum, immer wieder macht es die gleichen Fehler.

Es ist daraus gefolgert worden, hyperaktive Kinder seien nicht beeindruckbar. In dieser Verkürzung trifft das nicht den Kern der Sache. Hyperaktive Kinder sind durchaus beeindruckbar – sie geraten bei akuter Gefahr in Angst, spüren Schmerzen bei Verletzung und sind tief enttäuscht, wenn sie von anderen abgelehnt werden. Aber dieser Zustand hinterläßt kaum verhaltensändernde Spuren, bleibt ohne Nachhaltigkeit. Hyperaktive Kinder sind nicht *nachhaltig* beeindruckbar. Dieser Sachverhalt hat verhängnisvolle Auswirkungen auf ihre soziale Lernfähigkeit.

Hyperaktive Kinder sind in ihrer Kontaktaufnahme ungehemmt, »distanzgemindert«. Eine neue Umgebung beeindruckt sie wenig, sie machen sich sofort daran, alles zu unter-
suchen, anzufassen, auf seine Gebrauchsfähigkeit hin zu
testen. Im ärztlichen Sprechzimmer haben sie das Stethoskop
in den Ohren, den Augenspiegel angeschaltet und etliche For-
mulare mit Stempeln versehen, noch ehe die eigentliche Be-
grüßung stattgefunden hat. Von anwesenden Erwachsenen erwarten sie, daß diese ihnen zur Verfügung stehen, ihre Fragen
beantworten bzw. ihren Wünschen nachkommen. Sie fragen
viel, warten aber die Antworten kaum ab, verarbeiten sie innerlich wenig, sondern stellen neue Fragen, dabei unsystema-
tisch ständig die Inhalte wechselnd. Auf Gegenfragen antwor-

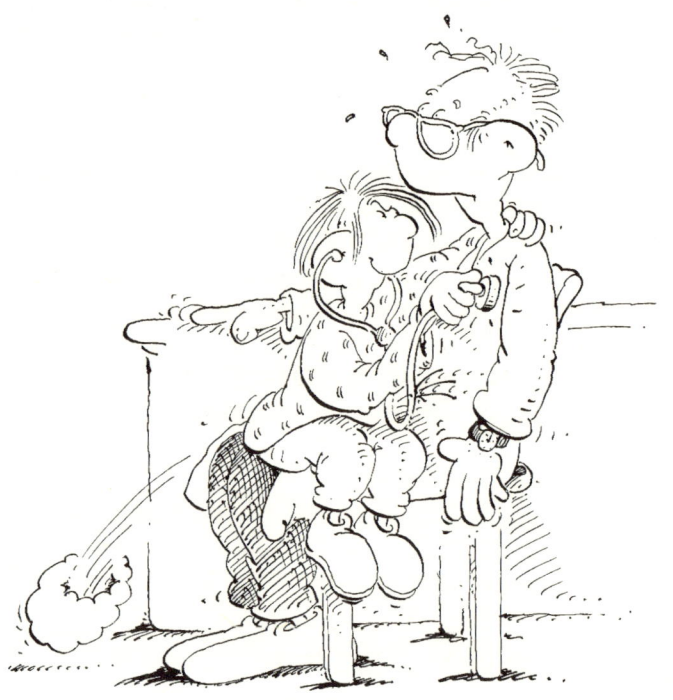

ten sie kurz, zumeist nur sehr allgemein mit »Ja«, »Nein«, »Weiß nicht«. Werden sie nach ihren Problemen befragt, so geben sie zunächst keine Schwierigkeiten an – sie kämen in der Schule mit, hätten viele Freunde, die Eltern seien auch zufrieden, es gehe ihnen gut. Ihre geäußerten Wünsche richten sich zumeist auf Spielzeug, Fahrrad, Eisessen. Erst beim Besprechen von Einzelheiten, die zu eigenen Problemen geführt haben, reagieren sie kurzzeitig betroffen, schieben die Schuld dann aber rasch auf die anderen bzw. erklären, daß so etwas bestimmt nie wieder passieren werde. Und das meinen sie in diesem Moment auch ehrlich.

In der Kindergruppe wollen sie überall dabeisein, sie mischen sich ein, wollen bestimmen, nicht aber unbedingt die Rolle des Anführers übernehmen. Sie wollen mitmachen, setzen sich ein, sind laut und aktiv. Es fehlt ihnen aber an Umsicht und Ausdauer, an konstruktiven Einfällen und der Fähigkeit, auf andere Rücksicht zu nehmen bzw. andere für die eigenen Ziele zu gewinnen. So geraten sie häufig in Streit, können sich nicht einordnen, bringen alles durcheinander, halten sich nicht an die vereinbarten Regeln, stören dadurch die anderen und geraten zunehmend in die Rolle des Außenseiters, den die anderen Kinder nicht einbeziehen bzw. sogar aktiv ablehnen.

In dieser Position versuchen sie dann nicht selten, durch großsprecherisches Verhalten allgemeine Beachtung zu finden – sie können alles besser, haben schon viel mehr erlebt, trauen sich alles. Mitunter versuchen sie auch, durch waghalsige Aktionen auf sich aufmerksam zu machen, klettern zum Fenster hinaus, werfen mit Steinen, betätigen die Alarmanlage.

Gegenüber Älteren versuchen die hyperaktiven Kinder häufig sich hervorzutun, indem sie sich mit ihnen auf die gleiche Stufe stellen. Sie sprechen sie an, fragen ungehemmt, wirken dadurch dreist und störend, werden mitunter aber auch ausgenutzt, sollen Zigaretten besorgen oder einen Stein auf das Auto des Schuldirektors werfen. Wenn sie dabei erwischt werden und die Älteren jede Beteiligung bestreiten, sind sie tief enttäuscht, sind aber sehr bald wieder bei den Größeren zu sehen.

Gegenüber Jüngeren sind hyperaktive Kinder eher abwehrend, erleben sie als störend und aufdringlich. Sie können sich schlecht auf deren spontanes, impulsives Verhalten einstellen – dazu sind sie sich zu ähnlich. Auf Grund ihrer körperlichen Überlegenheit und ihrer ungebremsten Impulsivität kann es rasch auch zu tätlichen Auseinandersetzungen kommen, deren Auswirkungen nicht vorherzusehen sind.

Dabei handelt es sich nicht um geplante Aktivitäten, nicht um bewußtes Ausnutzen der Schwächen anderer, sondern um impulsiv-aggressive Durchbrüche aus der aktuellen Situation heraus. Ein hyperaktiver Junge spielt im Sandkasten, ein jüngeres Kind kommt hinzu und will ihm die Schaufel wegnehmen. Der Hyperaktive hält sie fest, wehrt den Jüngeren ab und schlägt ihm dabei die Schaufel über den Kopf. Die blutende Wunde des schreienden Kindes löst unter den anderen Kindern und Erwachsenen große Bestürzung aus, der hyperaktive Junge hingegen schaufelt weiter. Er hat durchaus erfaßt, was geschehen ist, aber das hatte ihn gefühlsmäßig nicht nachhaltig berührt, er war keineswegs in aggressiver Stimmung.

▶ Lernbesonderheiten

Zur Orientierung ist es sinnvoll, die auf komplizierte Weise miteinander verbundenen Leistungen des Kindes in fünf Bereiche zu gliedern:

● Das *Denken* umfaßt die Fähigkeit, Zusammenhänge zu erfassen, Schlußfolgerungen zu ziehen, den Sinn der Sache zu erkennen, Unterschiede zu begreifen und Vergleichbares wiederzuerkennen. Der Mensch verfügt über angeborene Fähigkeiten zum Denken, aber er muß sie durch Lernen ausbilden. Am Ende zählt immer das Ergebnis. Wieviel davon auf Begabung und wieviel auf Lernen entfällt, bleibt eine mehr theoretische Frage. Dennoch besteht kein Zweifel daran, daß die Kinder mit sehr unterschiedlichen Leistungsvoraussetzungen in die schulische Ausbildung kommen, wie auch immer diese »Lernfähigkeit« bzw. »Intelligenz« definiert wird. Die natürliche Spielbreite reicht vom Förderschüler bis zum späteren Nobelpreisträger.

Dies gilt auch für die hyperaktiven Kinder. Hyperaktivität und geistige Leistungsfähigkeit bzw. intellektuelle Ausstattung entstammen nicht der gleichen Wurzel, auch wenn sie sich gegenseitig beeinflussen. Alle hyperaktiven Kinder haben Lernschwierigkeiten, aber keineswegs sind sie deshalb alle intelligenzgemindert. Sie haben vor allem dort Probleme, wo die schulischen Aufgaben längere Konzentration erfordern, wo es um Ausdauer und Sorgfalt geht, wo Teilschritte systematisch zu einem Gesamtergebnis zusammengetragen werden müssen, wo feste Regeln einzuhalten sind. Hierbei verlieren sie das Ziel aus den Augen, bleiben an Nebensächlichkeiten hängen, bemühen sich nicht um das Wesentliche, halten sich nicht an die Regeln, machen Flüchtigkeitsfehler, vernachlässigen die Selbstkontrolle.

Wesentlich bessere Leistungen erreichen sie, wenn es um rasches Erfassen einfacher Zusammenhänge geht, um schnelles Reagieren, um kurze Aufgaben mit wechselnden Inhalten, aber lebenspraktischem Bezug. Anschaulich-bildhafte Problemstellungen werden deutlich besser erfaßt als rein sprachlich gebotene Aufgaben, die längeres Zuhören und Denken erfordern.

● Das *Wahrnehmen* umfaßt sowohl die Aufnahme wie auch die zentrale Verarbeitung von Eindrücken, die mit Augen und Ohren, aber auch mit Geschmack, Geruch und Tastsinn registriert werden. Dabei ist das Gehirn in der Lage, Informationen zum gleichen Sachverhalt, die über unterschiedliche Sinneskanäle eintreffen, zusammenzufassen und zuzuordnen.

Der Lehrer hebt die Stimme, zieht die Stirn in Falten – dieses kombinierte akustische und optische Signal löst bei den normalen Schülern erhöhte Wachsamkeit aus, sie unterlassen störendes Verhalten und gehen in Deckung. Nicht so das hyperaktive Kind. Es hat zwar die gleichen Signale empfangen, sie aber offensichtlich nicht in ihrer bedrohlichen Bedeutung erfaßt. Es schnipst weiterhin mit dem Lineal Papierkugeln in die Klasse, blickt vielleicht sogar den Lehrer dabei noch arglos-freundlich an. Diesen empört solch unverfrorenes Verhalten, »auf einen groben Klotz gehört ein grober Keil«, das volle pädagogische Donnerwetter entlädt sich auf den Unverschämten. Und nun geschieht das Unerwartete – aber zumeist nicht Beachtete: Das hyperaktive Kind ist ehrlich erschrocken und bestürzt, daß es schon wieder den Zorn auf sich gezogen hat. Es hat offensichtlich die drohenden Vorzeichen gar nicht erfaßt, wird nun wie vom Blitz aus heiterem Himmel getroffen.

Solche »sozialen Wahrnehmungsstörungen« sind bei vielen hyperaktiven Kindern zu finden. Sie haben große Schwierigkeiten, neben dem gesprochenen Wort auch die begleitenden Gesten zu erfassen und zuzuordnen. Dadurch fällt es ihnen schwer, die Atmosphäre zu spüren, Kontaktgefühl zu entwickeln, Rücksicht auf Betroffenheit anderer zu nehmen. Statt dessen platzen sie unbekümmert herein, reden dazwischen, stellen ihre Forderungen.

Wahrnehmungen schließen sogenanntes »Gestalterfassen« ein. Es handelt sich dabei um einen zentralen Verarbeitungsprozeß, der unscharfe bzw. unvollständige Reizgrundlagen »automatisch« zu sinnvollen Gestalten ergänzt – rundherum angeordnete Punkte erfassen wir als Kreis, auf einer Linie angeordnete Punkte als Strich, es kann sich dabei um die gleiche Anzahl von Punkten handeln. Wir registrieren also nicht nur die Anzahl der optischen Reize, sondern ihre »Gestalt«. Unvollständig ausgeschriebene Buchstaben, fehlerhaft geschriebene Worte, Lücken in bekannten Figuren können wir ohne Schwierigkeiten ergänzen bzw. korrigieren. Auch diese Fähigkeiten sind bei vielen hyperaktiven Kindern gestört. Sie erfassen räumliche Zuordnungen schlecht, verdrehen und verwechseln Buchstaben, können ähnliche Figuren nicht voneinander unterscheiden. Wer Unterschiede nicht erfaßt, kann auch Zusammenhänge schlecht begreifen.

● Die *Gedächtnisleistungen* umfassen einerseits die aktuelle Merkfähigkeit und andererseits das Langzeitgedächtnis, die Erinnerung.

Wer sich rasch etwas einprägen kann, um es auf Befragen in der richtigen Reihenfolge wieder von sich zu geben, hat im Schulalltag große Vorteile. Er muß nicht unbedingt den tieferen Sinn verstanden haben, aber er weiß die richtige Antwort.

Wer sich dauerhaftes Wissen erwerben will, kann sich nicht jede Einzelheit merken, dazu reicht die Speicherkapazität seines Gedächtnisses nicht aus. Er muß das Wesentliche erfassen, gedankliche Verbindungen herstellen (mitunter auch über »Eselsbrücken«), systematisch lernen und wiederholen.

Hyperaktive Kinder haben vielfache Schwierigkeiten, sich etwas einzuprägen und dauerhaft zu behalten. Schon beim exakten Nachsprechen von Zahlen und Sätzen haben sie schlechtere Leistungen als die normalen Kinder. Beim systematischen Aufbau von schulischen Lerninhalten versagen sie noch viel stärker. Dabei zeigen sie in lebenspraktischen Situationen mitunter auch ein recht gutes Erinnerungsvermögen – diese Fähigkeit steht ihnen aber bei der Bewältigung theoretischer Schulaufgaben kaum zur Verfügung. Oft ist am Vortage mühsam Geübtes am anderen Tage wie weggeblasen.

● *Wille, Antrieb, Konzentration* haben etwas zu tun mit Energie, Durchhaltevermögen und Zielstrebigkeit. Ein normal intelligenter Mensch, der sich nach einem arbeitsreichen Tag am Abend noch ein schwieriges Kapitel vornimmt, begreift nicht, was er da liest, kann sich nicht einprägen, was er behalten möchte, findet keine Formulierungen für das, was er ausdrücken will. Wenn er sich am nächsten Morgen ausgeruht der gleichen Aufgabe stellt, kann er sie zügig erledigen. Er war am Abend zuvor nicht dümmer, nicht weniger intelligent, sondern ermüdet, unkonzentriert, abgespannt.

In ihrer Fähigkeit, sich ausdauernd einer Aufgabe zuzuwenden, ähneln die hyperaktiven Kinder einem ermüdeten Menschen. Trotz guten Willens gelingt ihm wenig, er hält nicht durch, ist rasch erschöpft, gibt auf, reagiert traurig oder gereizt. Wem es an Ausdauer mangelt, dem hilft auch gute Intelligenz wenig. Wer sich nicht konzentrieren kann, dem fällt das Lernen schwer.

● *Stimmungen und Affekte* betreffen das Gefühlsleben. Üblicherweise befinden wir uns in einer mittleren Stimmungslage, nicht besonders glücklich, nicht besonders traurig, eher »indifferent«. In Abhängigkeit von Erlebnissen und Ereignissen paßt sich unsere Stimmung an – ein aufmunterndes Gespräch, eine gelungene Arbeit, ein geschäftlicher Erfolg heben die Stimmung, verletzende Bemerkungen, berufliche Mißerfolge oder belastende Umweltereignisse drücken unsere Stimmung, machen uns »depressiv«.

Wir erleben auch spontane Stimmungsschwankungen, sind morgens aus unerfindlichen Gründen schwunglos und niedergeschlagen, sind »mit dem linken Bein aufgestanden«.

Unseren Kindern geht es ähnlich, auch den hyperaktiven unter ihnen. Auch sie sind im allgemeinen in einer mittleren Stimmungslage und werden durch die Tagesereignisse beeinflußt, wobei aber traurige Verstimmungen meist nicht lange anhalten und sich – glücklicherweise – in den meisten Fällen bald wieder unbekümmerte Fröhlichkeit einstellt. Gerade die hyperaktiven Kinder sind hierin Meister, wenn es auch einige gibt, die häufigen spontanen Stimmungsschwankungen unterliegen, unvermittelt abweisend reagieren oder auch in Phasen überdrehter Heiterkeit geraten.

Affekte sind Stimmungsschwankungen, die durch äußere Ereignisse ausgelöst werden, ohne daß wir uns das vorgenommen hätten. Wir sind ihnen ausgeliefert – bei einer komischen Situation müssen wir lachen, auch wenn uns das peinlich ist, bei einer plötzlichen Bedrohung geraten wir in Angst, ohne daß wir das verhindern können, bei einer unliebsamen Auseinandersetzung kommen wir in Wut und aggressive Haltung, ohne dies uns vorgenommen zu haben. Als Erwachsenen fällt es uns mehr oder weniger leicht, diese Affekte unter Kontrolle zu halten. Aber nicht immer gelingt es, dann platzen wir vor Lachen oder vor Wut, die Affekte waren stärker als unsere Selbstbeherrschung.

Kinder müssen es erst lernen, ihre Affekte zu steuern. Je jünger sie sind, desto weniger gelingt es ihnen – bei geringen Anlässen brechen sie in Tränen aus, kleine Späße können sie unmäßig erheitern, aber auch Zorn, Unmut und Trotz sind rasch geweckt.

Hyperaktive Kinder haben große Schwierigkeiten, Affekte angemessen zu verarbeiten. Offensichtlich werden sie durch äußere Einflüsse bzw. innere Erwartungen in ihrer Gefühlslage rasch und tiefgreifend aus dem Gleichgewicht gebracht, als ob diese Einflüsse ungebremst sofort bis ins Innerste durchschlagen, von keiner bisherigen Erfahrung entschärft, von keinem guten Vorsatz beeinflußt. Eine neue Spielidee versetzt sie sofort in helle Begeisterung, ein geringfügiger Mißerfolg stürzt sie in wütende Verzweiflung, eine harmlose Meinungsverschiedenheit löst ungezügelte Aggressionen aus. Diese Affekte klingen rasch wieder ab, die indifferente Stimmung ist schnell wieder erreicht, die Kinder gehen wieder zur Tagesordnung über. Sie sind jetzt eher verwundert, daß die Umgebung noch immer von ihren – doch schon längst vergessenen – Ausbrüchen beeindruckt ist und sie ihnen vorhält.

Diese »Verhaltensstörungen« beeinträchtigen nachhaltig das schulische Lernen. Einerseits sind die hyperaktiven Kinder selbst leicht störbar, leicht verstimmbar, kommen dadurch nicht zu einer ruhigen und stetigen Lernhaltung. Andererseits stören sie durch ihre häufigen Affektausbrüche das Lernen der anderen Kinder und die Unterrichtsführung des Lehrers, so daß sie häufig verwarnt und gemaßregelt werden, was bei ihnen wiederum aktive Verstimmungen auslöst und damit den Teufelskreis in Gang setzt – das hyperaktive Kind erlebt den Lehrer als den, der ständig meckert, der Lehrer erlebt das Kind als ständigen Ruhestörer, und die übrigen Kinder amüsieren sich über diese Aktionen bzw. erleben sie als Belastung.

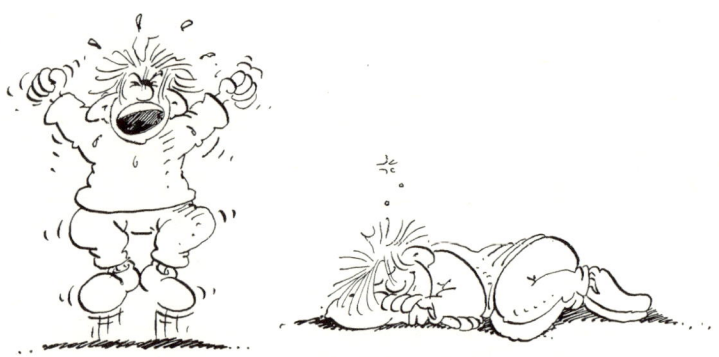

2. Ursachen der Hyperaktivität

In den Vorbemerkungen zu den Grundlagen des Verhaltens waren als die vier Grundbausteine die Struktur des Gehirns, der psychische Entwicklungsstand, die bisherigen Lernerfahrungen und mögliche krankhafte Beeinträchtigungen erwähnt worden.

- Es gibt wissenschaftlich gut begründete Hinweise darauf, daß *strukturelle bzw. funktionelle Störungen des Gehirns* Ursache für hyperaktives Verhalten sein können.
  So sind in zahlreichen Untersuchungen mit unterschiedlichen Methoden Kinder mit Hinweisen auf Hirnschädigun-

gen in den ersten Lebensjahren (vorgeburtliche Störungen, Geburtskomplikationen, Anpassungsstörungen unmittelbar nach der Geburt, schwere Erkrankungen im Säuglings- und Kleinkindalter) mit Kindern verglichen worden, die solchen Risiken nicht ausgesetzt waren. Dabei fanden sich unter den Kindern mit Hinweisen auf Hirnschädigungen stets deutlich mehr hyperaktive Verhaltensstörungen als bei den nicht geschädigten Kindern, gleichgültig ob diese Untersuchungen in den USA, in Kanada oder in europäischen Ländern durchgeführt wurden. Es handelte sich stets um Kinder, deren geistige Leistungsfähigkeit im Normbereich lag oder allenfalls leicht gemindert war. Geistig behinderte Kinder, also Kinder mit schwereren Hirnschäden, waren in diese Untersuchungen nicht einbezogen worden.

Deshalb wurde von »leichter frühkindlicher Hirnschädigung (FKHS)«, von »minimaler cerebraler Dysfunktion (MCD)«, von »Encephalopathie« oder vom »leichten psychoorganischen Syndrom (POS)« gesprochen. Damit sollte einerseits deutlich gemacht werden, daß dem hyperaktiven bzw. hyperkinetischen Verhalten eine hirnorganische Störung zugrunde liegt, und andererseits sollte der Anspruch auf medizinische Untersuchung und Behandlung solcher Störungen begründet werden. Dieser Gesichtspunkt ist in- sofern wichtig, als er mit wissenschaftlichen Argumenten belegt, daß hyperaktives Verhalten nicht einfach als kindliche Unart einzustufen ist und ausschließlich mit erzieherisch-pädagogischen Maßnahmen eingedämmt werden kann, sondern daß dabei Faktoren eine Rolle spielen, die vom Kind nur sehr begrenzt zu beeinflussen und auch nicht allein pädagogischem Versagen anzulasten sind, sondern unter Umständen zusätzlicher medizinischer Behandlung bedürfen.

Allerdings ist es bisher nicht gelungen, die zugrundeliegenden Hirnfunktionsstörungen genauer zu identifizieren und ihre Auswirkungen auf die unterschiedlichen Leistungs- und Verhaltensbereiche im einzelnen nachzuweisen. Es gibt jedoch eine ganze Reihe von gesicherten Befunden, die auf Abweichungen in bestimmten Funktionen des Nervensystems bei hyperaktiven Kindern hinweisen, auch wenn wir von abschließenden Erkenntnissen noch weit entfernt sind. Die Behandlungsmöglichkeiten mit bestimmten Medikamenten, insbesondere den sogenannten Stimulantien, die bei einer relativ großen Gruppe von hyperaktiven Kindern eine nahezu spezifische Wirkung entfalten, sprachen ebenfalls für in der Hirnfunktion liegende Besonderheiten dieser Kinder.

● Weitere krankhafte Ursachen für hyperaktives Verhalten wurden in *chronischen Vergiftungen* oder in *allergischen Reaktionen* gesehen. So werden Konservierungs- und Farbstoffe, die den Lebensmitteln beigemischt sind, Umweltgifte wie Blei, Insektizide, Nitrate, die in die Nahrungskette gelangen bzw. mit Atemluft oder Trinkwasser aufgenommen werden, auch bestimmte Nahrungsbestandteile, insbesondere Zucker und bestimmte Eiweißverbindungen, dafür angeschuldigt, daß sie entweder direkt als Gifte auf die Funktion des Nervensystems wirken und dadurch hyperaktives Verhalten auslösen oder daß die Kinder gegen diese Substanzen allergische Reaktionen ausbilden, die dann ihrerseits die Grundlage für hyperaktives Verhalten abgeben. Darüber hinaus werden von einigen Forschern allgemein ursächliche Verbindungen zwischen allergischen Erkrankungen, wie Heuschnupfen, Asthma, Ekzem oder allergische Magen-Darm-Störungen, und der Ausbildung von hyperaktivem Verhalten angenommen.

 Es bleibt zur Zeit noch offen, ob diese angenommenen ursächlichen Verknüpfungen zwischen bestimmten mit der Nahrung aufgenommenen Substanzen und der Hyperaktivität bei Kindern tatsächlich existieren. Die bisher vorgelegten Untersuchungsergebnisse lassen Zweifel bestehen, ob die gefundenen Verbesserungen im Verhalten der Kinder tatsächlich auf die veränderte Ernährung zurückzuführen sind oder doch eher auf das veränderte Verhalten der

Bezugspersonen, die dem Kind über diese Sonderrolle bei der Ernährung allgemein mehr Verständnis und Zuwendung entgegenbringen. Es ist auch weiterhin schwierig, über so allgemeine Prozesse wie »Intoxikation« oder »Allergie« eine relativ spezifische Verhaltensstörung wie die »Hyperaktivität« erklären zu wollen. Es gibt interessante theoretische Ansätze – und es gibt auch immer wieder eindrucksvolle Elternberichte, wo nach bestimmten Diätmaßnahmen die Hyperaktivität ihres Kindes weitestgehend abgeklungen sei, bei Diätfehlern aber sofort erneut wieder auftreten würde.

- Neben diesen krankheitsbedingten Störungen gibt es auch *im Erbgut verankerte Besonderheiten*, die zu bestimmten Verhaltensweisen disponieren. So haben schon die alten Griechen die Menschen unterschiedlichen Temperamenten zugeordnet – lebhafte Sanguiniker, reizbare Choleriker, träge Phlegmatiker und mißmutige Melancholiker. In einer beliebig zusammengewürfelten Kindergruppe gibt es immer einige besonders Lebhafte und etwa gleich viel still Zurückhaltende. Die übrigen haben von beiden Verhaltensextremen eine »durchschnittliche Mischung«. In manchen Familien häufen sich die Lebhaften, da geht es allgemein recht munter zu. Und wenn der Vater sich an seine Schulzeit erinnert, da wecken die Klagen des Lehrers über den störendunruhigen Sohn vertraute Bilder aus der eigenen Kindheit.

- Wichtig für das Verhalten eines Kindes sind der Entwicklungsstand und die Lernbedingungen. Der *psychische Entwicklungsstand* ist abhängig vom Alter des Kindes und von seinen Anlagen, also von seinen Begabungen und seinen Schwächen, wobei die Schwächen im Erbgut selbst oder in krankheitsbedingten Schädigungen begründet sein können, was sich im Einzelfall zumeist nicht exakt auseinanderhalten läßt. Auf diese »Anlagen« läßt sich ohnehin kein direkter Einfluß nehmen, es geht vielmehr darum, aus ihnen das Beste zu machen.

Das ist nur möglich, wenn dem Kind günstige *Lernbedingungen* geboten werden. Ein Kind, das in ruhiger Atmosphäre aufwächst, in die täglichen Abläufe der Familie einbezogen wird, über konstruktives Spielzeug verfügt, Kontakte zu anderen Kindern aufbauen kann und in seinem Tun durch die umgebenden Personen ermutigt und bestätigt wird, hat wesentlich bessere Chancen, ein effektives Leistungs- und Sozialverhalten zu entwickeln als ein Kind, das durch ständige Streitigkeiten und Partnerwechsel in der Familie verunsichert wird, dem in beengten Wohnverhältnissen der Platz und die Möglichkeiten für eigenes konstruktives Spielen fehlen, das in unstrukturierte Kindergruppen zur Betreuung übergeben wird und keine wohlwollende Bestätigung seiner Aktivitäten erfährt.

 Im Schulalter gewinnen die Lernbedingungen besondere Bedeutung für die weitere Entwicklung eines Kindes. Eltern erwarten von ihren Kindern, daß sie gute schulische Leistungen bringen, mindestens so gute wie sie selbst, eigentlich aber bessere, schließlich sollen sie »es später einmal weiter bringen« und »es besser haben«. Diese Erwartungshaltungen liegen fest, zumeist schon vor der Geburt des Kindes. Die Besonderheiten des Kindes, seine Fähigkeiten und Neigungen, aber auch seine Einschränkungen und Schwierigkeiten bleiben dabei weitgehend unberücksichtigt.

Auch der Lehrer erwartet, daß jeder Schüler die geforderten Leistungen bringt. Er weiß zwar aus Erfahrung, welche unterschiedlichen Voraussetzungen die einzelnen Schüler haben, aber Lehrplan und Klassenziel sind für alle gleich.

Das Kind selbst kann seine Leistungsfähigkeit ebenfalls nicht realistisch einschätzen, es erwartet von sich mindestens ebenso gute Ergebnisse wie die seiner Klassenkameraden.

Wenn sich im Laufe der Beschulung herausstellt, daß das Kind nicht die erwarteten Zensuren erreicht, ist die Enttäuschung groß. Leider wird nun in vielen Fällen nicht nach den Ursachen gesucht, sondern nach dem Schuldigen.

Das Kind ist unwillig und faul, der Lehrer unfähig und ungerecht, die Eltern kümmern sich zuwenig und sind erziehungsuntüchtig.

Wird dieses Stadium gegenseitiger Vorwürfe nicht überwunden, hat das Kind keine Chance, sich seinen Fähigkeiten entsprechend zu entwickeln. Es wird immer wieder erleben, daß es die gestellten Anforderungen nicht in vollem Umfang erfüllen kann, daß seine Anstrengungen nicht zum erwarteten Erfolg führen, daß es sich mühen kann, wie es will, die Erwachsenen sind mit ihm unzufrieden. Je nach Grundstruktur und Entwicklungsstand des Kindes führen diese Erfahrungen entweder zu passiver Resignation – das Kind stellt die Bemühungen ein, träumt vor sich hin, hat die Aufgaben »vergessen«, das Arbeitsmaterial »verlegt«, beginnt nachts wieder einzunässen. Oder es kommt zu aktiven Protesthaltungen – das

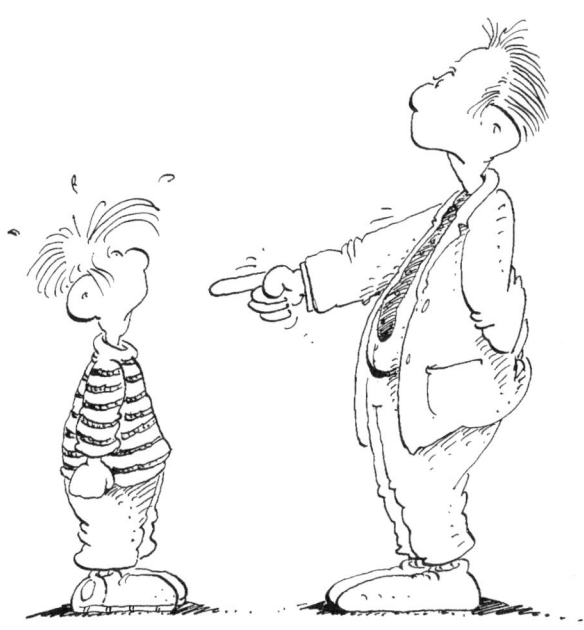

Kind verweigert die Mitarbeit, zerstört die Arbeitsmaterialien, sitzt unter dem Tisch, stört die anderen Kinder, wird boshaft und aggressiv.

- Die *Lehrer* stempeln ein solches Kind als »Taugenichts« oder »Störenfried« ab, erwarten von ihm kaum noch etwas Positives, nehmen von daher gar nicht mehr wahr, wenn es sich doch wieder einmal anstrengt, sondern sind allenfalls froh, daß es heute mal nicht so stört. Das Kind erhält in der Schule keine ermutigenden Rückmeldungen mehr. Beachtung findet es nur noch, wenn es negativ auffällt. Dabei ist es für ein Kind offenbar unerträglich, nicht beachtet zu werden, lieber zieht es durch provozierendes Verhalten Ermahnungen und Strafen auf sich, als daß es überhaupt keine Zuwendung erfährt.

- Die *Eltern* sind anfangs noch aktiv, machen Druck, werden ärgerlich, kontrollieren stärker, üben mit dem Kind, stellen Forderungen an die Schule – doch alle Bemühungen helfen wenig, das intensiv Geübte ist anderntags wie nie gehört, der mühsam erarbeitete Rechenweg wieder unbekannt, die unter Schweiß und Tränen gefertigte Zeichnung am Ende mit Farbe übergossen. Da macht sich dann auch bei den Eltern Enttäuschung breit – soll sich der Lehrer kümmern, soll sich das Kind mehr anstrengen, selbst kann man hier nichts mehr erreichen, schließlich hat man auch noch andere Pflichten.

So können sich die schulischen Bedingungen für ein Kind, das die allgemeinen Anforderungen nicht erfüllt, rasch und nachhaltig verschlechtern. Gerade die hyperaktiven Kinder haben auf Grund vorbestehender Lernbesonderheiten große Schwierigkeiten, diesen normierten Aufgabenstellungen nachzukommen. Wenn es nicht gelingt, hinter ihrem schulischen Versagen die dafür ursächlichen Störungen der Konzentration, der Impulssteuerung, der Merkfähigkeit sowie der Gestaltwahrnehmung deutlich zu machen, gerät das Kind ins

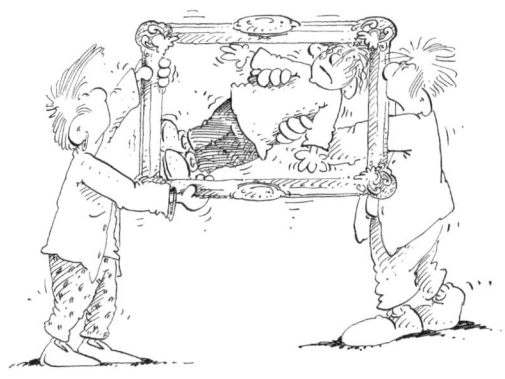

schulische Abseits. Wenn hingegen diese individuellen Besonderheiten von allen Beteiligten – also den Eltern und Lehrern, aber auch dem Kind – ausreichend erfaßt werden, kann auch das hyperaktive Kind unter angepaßter pädagogischer Führung und realistischen Erwartungshaltungen Lernerfolge erreichen und sich über die eigenen Leistungen freuen, wenn auch in bescheideneren Dimensionen.

Diese Erörterung der ursächlichen Bedingungen für hyperaktives Verhalten macht deutlich, daß es sich stets um ein Bündel von Einflüssen handelt, die sich gegenseitig beeinflussen und zudem abhängig sind von der jeweiligen Anforderungssituation. Es ist also grundsätzlich nicht möglich, in Prozentzahlen zu erfassen, was für das Zustandekommen der Hyperaktivität den Erbanlagen, den möglichen krankheitsbedingten Störungen, den Fehlern der Pädagogen, der Erziehungshaltung der Eltern bzw. dem Lernwillen des Kindes zuzuschreiben ist. Sinnvoller ist es, die bisherigen Entwicklungsbedingungen des Kindes sorgfältig zu erfassen, seine psychischen Leistungsvoraussetzungen zu prüfen und zu ermitteln, welche konkreten Möglichkeiten bestehen bzw. geschaffen werden können, um Leistungen und Verhalten zu verbessern.

3. Medizinische und psychologische Untersuchungen

Die Eltern eines hyperaktiven Kindes erwarten eine »gründliche Untersuchung«, daß endlich einmal herausgefunden wird, woran es denn liegt. Sie waren schon bei vielen Stellen, aber keiner konnte ihnen richtig sagen, was die Ursache für dieses Verhalten sei.

Es werden nun mehr oder weniger aufwendige Untersuchungen veranlaßt, die Hinweise auf Struktur und Funktion des Gehirns geben:

- Röntgenaufnahmen des Schädels können die knöchernen Strukturen erfassen und Rückschlüsse auf bestimmte Bedingungen während der Hirnentwicklung ermöglichen;
- die Computertomographie (cerebrale CT) ermöglicht direkte röntgenologische Darstellungen der Hirnstrukturen;
- die Magnetresonanztomographie (MRT) erfaßt ebenfalls, aber mit höherem Auflösungsvermögen und etwas anderer Akzentuierung die Strukturen des Gehirns;
- mittels der Emissions-Tomographie-Verfahren (PET, SPECT) sind differenzierte Einblicke in die Stoffwechselprozesse des Gehirns zu gewinnen;
- sonographische Untersuchungsmethoden (Doppler- und Duplex-Sonographie) ermöglichen die Beurteilung der Durchblutungsverhältnisse und der Gefäßbeschaffenheit im Gehirn;
- angiographische Methoden (cerebrale Angiographie mittels Katheter bzw. digitale Subtraktionsangiographie) können die Gefäßverteilungen innerhalb des Schädels darstellen;
- die Elektroenzephalographie (EEG) sowie die Ableitung evozierter Hirnpotentiale (EP) registrieren Erregungsausbreitungsvorgänge im Gehirn und ermöglichen in grober Näherung Aussagen zum Entwicklungsstand;

- auch aus Röntgenaufnahmen der Handwurzelknochen bzw. der Ellenbogengelenke lassen sich Hinweise auf den Entwicklungsstand entnehmen.

Alle diese Untersuchungen können Abweichungen vom Normalen aufzeigen, sie sind aber nicht imstande, im Einzelfall genau vorauszusagen, welche Verhaltensbesonderheiten dadurch hervorgerufen werden. Sie sind für die wissenschaftliche Erforschung der Hyperaktivität von Bedeutung, weil sie im Gruppenvergleich mit normalen Kindern deutlich machen, daß bei den hyperaktiven Kindern wesentlich mehr und wesentlich ausgeprägtere Abweichungen vorkommen als bei den normalen Kindern. Es gibt auch erste Ansätze, bestimmte Funktionsstörungen mit bestimmten Verhaltens- bzw. Lei-

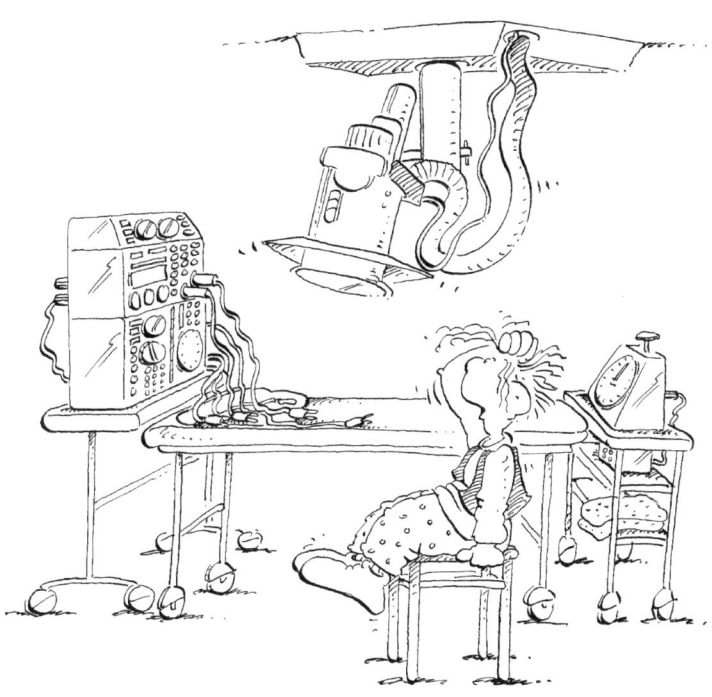

stungsauffälligkeiten in ursächliche Beziehung zu bringen. Im Einzelfall eines hyperaktiven Kindes können sie aber bislang lediglich Belege dafür liefern, daß bestimmte Normabweichungen vorliegen.

Schlußfolgerungen für die Behandlung ergeben sich daraus nur in den seltensten Fällen. Deshalb kann man bei einem hyperaktiven Kind, dessen Störungen sich schon bis in die frühe Kindheit zurückverfolgen lassen, in der Praxis zumeist auf diese aufwendigen und belastenden Untersuchungen verzichten.

(Selbstverständlich hätten diese Untersuchungsmethoden dann einen völlig anderen Stellenwert, wenn die psychischen Veränderungen eines Kindes den Verdacht auf eine prozeßhafte Erkrankung nahelegten, z. B. einen Hirntumor, eine Durchblutungsstörung, eine entzündliche Erkrankung oder ein Anfallsleiden.) Eine gründliche Untersuchung des hyperaktiven Kindes ist also nicht an aufwendige Apparate gebunden, dennoch erfordert sie Zeit, Geduld und Sachverstand.

Gibt es Bereiche, in denen keine Schwierigkeiten auftreten – bei welchen Spielen oder Beschäftigungen, allein oder in der

---

Die Grundlage bildet eine sorgsame Erhebung der Vorgeschichte, die sogenannte *Anamnese*. Es geht dabei um die Ermittlung der bisherigen Entwicklungsbedingungen, der erzieherischen Einflüsse, der Ausbildung bestimmter Verhaltensweisen und Leistungsbesonderheiten. Bei welchen Anforderungen gibt es Probleme – bei häuslichen Aufgaben wie aufräumen, Mülleimer wegbringen, einkaufen, Hund ausführen, auf Geschwister aufpassen; bei schulischen Aufgaben, untergliedert nach mündlichen und schriftlichen sowie einzelnen Fächern; im Kontakt mit anderen Menschen – mit Erwachsenen oder Kindern, mit Bekannten oder Fremden, mit Mädchen oder Jungen, mit Gleichaltrigen, Älteren oder Jüngeren?

Gruppe, selbstgewählt oder angeleitet? Hilfreich ist dabei eine sogenannte Tageslaufanalyse, wo zunächst ein üblicher Schultag und danach ein freier Tag durchgegangen wird – wann steht das Kind auf, wer ist dabei, wie kommt es frühmorgens in Gang, wann verläßt es das Haus, wann kommt es wieder nach Hause, ist es erschöpft, was tut es/was soll es tun, wann und wie lange macht es Schulaufgaben, allein oder mit Hilfe, wie kommt es mit einzelnen Anforderungen zurecht, was soll es zu Hause helfen, wann, womit und mit wem spielt es, welche Rolle spielt das Fernsehen, achtet es auf sein Spielzeug, seine Schulsachen, seine Kleidungsstücke, was und wieviel ißt und trinkt es, wie wäscht es sich, wann geht es ins Bett, wann schläft es ein, womit beschäftigt es sich am liebsten, was macht es besonders ungern usw.?

Um hierbei Einzelheiten erfassen und zuordnen zu können, vor allem aber auch um den Verlauf sicherer beurteilen zu können, hat sich der Einsatz standardisierter Fragebögen bewährt (z. B. Conners-Skala oder Enzephalopathie-Fragebogen nach Meyer-Probst).

Wichtig ist es, die Entstehungsgeschichte der störenden Auffälligkeiten aufzuhellen, die auslösenden und unterhaltenden Faktoren, die bisher eingesetzten Abhilfemaßnahmen und ihre Wirkungen, die jetzigen Erwartungshaltungen, den Erziehungsstil der Eltern und der sonstigen an der Erziehung des Kindes beteiligten Personen, die eigenen Bemühungen des Kindes. Häufig ist es »im Guten wie im Bösen« versucht worden, dem Kind bestimmte Unarten auszutreiben bzw. bestimmte Verhaltensweisen einzubleuen. Jetzt macht die Schule Druck – wenn sich nichts ändert, wird das Kind nicht versetzt und muß umgeschult werden; solch ein Verhalten kann doch nicht mehr normal sein, das muß krank sein, jetzt gehen Sie endlich mal zum Arzt. Diese Aufforderung ist aber nicht so sehr Ausdruck von Hoffnung, daß medizinische Behandlung etwas verbessern könnte, sondern eher der Versuch, die Verantwortung abzugeben, weil die eigenen Möglichkeiten erschöpft sind.

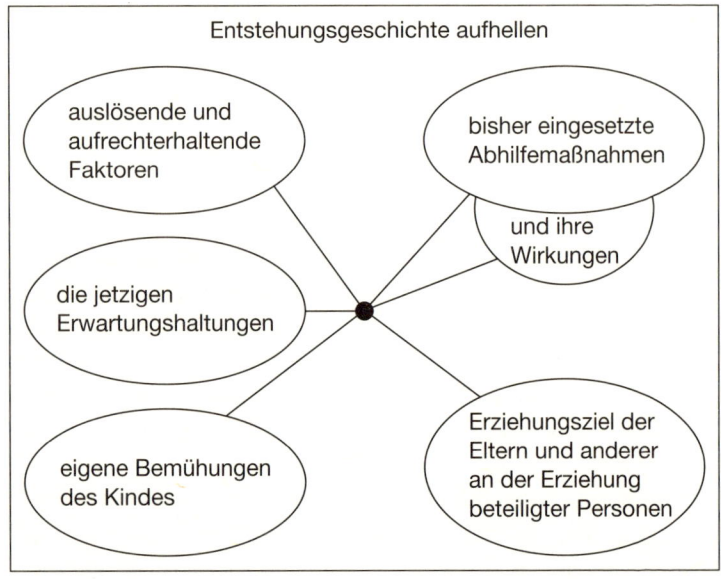

Den Eltern geht es ähnlich, auch sie sind mit ihren Bemühungen am Ende und haben keine rechte Vorstellung, was nun noch geschehen soll. Das Kind ist ohnehin Kummer gewöhnt und weiß nur, daß die Erwachsenen ständig etwas von ihm wollen und nie mit ihm zufrieden sind.

Der Arzt ist schlecht beraten, wenn er diese Ausgangsposition nicht für alle Beteiligten deutlich macht. Nur wenn es gelingt, Vorgeschichte und gegenwärtige Erwartungen sachlich aufzuarbeiten, kann eine von allen mitgetragene Behandlung aufgebaut werden.

Neben der Anamnese sind die folgenden Untersuchungsbefunde für die Klärung dieser Ausgangsposition von entscheidender Bedeutung:

● *Die körperliche Untersuchung* erbringt zumeist keine schwerwiegenden Abweichungen. Nicht selten finden sich aber bei hyperaktiven Kindern konstitutionelle Auffälligkeiten in der Schädelform, im Bau des knöchernen Skeletts, in der Körperhaltung – jedoch keine Hinweise auf akute bzw. prozeßhafte Erkrankungen.

- Auch die übliche *neurologische Untersuchung* ergibt bezüglich der Reflexe und der Sensibilität keine krankhaften Befunde. Werden zusätzliche *Untersuchungen der Motorik* durchgeführt, finden sich häufig leichte Störungen in den Feinbewegungen, in den Gleichgewichtsleistungen und bei raschen Zielbewegungen. Sie können Schwierigkeiten beim Schreiben, Malen und Zeichnen, aber auch bei bestimmten sportlichen Übungen zur Folge haben. Sie wurden dem Kind bislang als Ungeschicklichkeit und mangelnde Sorgfalt zum Vorwurf gemacht, sind jedoch durch die Untersuchung eindeutig als motorische Steuerungsschwächen abgrenzbar und lassen sich bis in die frühe Kindheit zurückverfolgen.

- Von zentraler Bedeutung ist die umfassende Untersuchung der *psychischen Leistungsvoraussetzungen* des Kindes. Hierzu bedarf es psychologischer und kinderpsychiatrischer Spezialkenntnisse einschließlich geeigneter Testuntersuchungen. Der Hausarzt und auch der übliche Kinderarzt sind damit überfordert.

- In jedem Fall ist die Durchführung eines *standardisierten Intelligenztests* erforderlich, um die intellektuellen Einzelfunktionen und das Gesamtleistungsniveau ermitteln zu können.

- Zusätzlich sollten die *Konzentrationsleistungen* bei einfachen und komplexen Anforderungen gemessen werden.

Nur solche leistungspsychologischen Untersuchungen ermöglichen eine exakte Einschätzung der Lernbesonderheiten des einzelnen Kindes. Sie beruhen auf der Feststellung von Fähigkeiten, von dem Kind verfügbaren Möglichkeiten für geistiges Arbeiten, nicht auf dem Registrieren von gelerntem Schulstoff. Insofern geben sie Auskunft über Möglichkeiten und Grenzen, nicht über Inhalte. Wie das Kind die in ihm liegenden Fähigkeiten tatsächlich in schulisches Lernen umsetzt, ist von weiteren Faktoren abhängig, die mit solchen Testuntersuchungen nur begrenzt erfaßbar sind.

Ein Kind kann über gute Leistungsvoraussetzungen verfügen, am Schulstoff jedoch völlig uninteressiert bleiben. Es wird dann trotz guter Intelligenz schlechte Zensuren haben. Andererseits kann ein Kind bei mäßiger Intelligenz mit Eifer und Fleiß gute Zensuren erreichen.

Ein Kind kann musikalisch gut begabt sein, wenn es nicht übt, wird es jedoch nie ein Instrument beherrschen. Es kommt also neben den Fähigkeiten, den Begabungen immer auch darauf an, wie sie in Fertigkeiten, in praktisches Können umgesetzt werden.

Dazu bedarf es Ausdauer und Zielstrebigkeit, aber auch Anregungen und Ausbildung.

Weiterhin erforderlich ist ein ausreichendes Maß an Selbstvertrauen, an Mut und Standfestigkeit, um auftretende Schwierigkeiten zu überwinden, Mißerfolge zu verkraften, sich an neue Aufgaben heranzuwagen.

Diese Faktoren, die das Leistungsvermögen eines Kindes wesentlich mitbestimmen, müssen gesondert erfaßt werden. Auch hierzu gibt es standardisierte Fragebögen und Einschätzungsskalen, die sowohl die Sicht der Erzieher wie auch die Sicht des Kindes verdeutlichen und auch Abweichungen von der Norm darstellen können.

Im Einzelfall werden die Ergebnisse dieser Untersuchungen durch Eindrücke und Beobachtungen ergänzt, die während des Umgangs mit dem Kind und seinen Bezugspersonen gesammelt wurden.

So entsteht ein recht umfassendes Bild von den Lernvoraussetzungen und den Umgebungsbedingungen des einzelnen Kindes, das nun in einem zweiten Schritt mit den in der Schule und im häuslichen Umfeld tatsächlich gezeigten Leistungen und Verhaltensweisen in Beziehung gesetzt werden muß.

 Dabei kommt es darauf an, Überforderungen bzw. Unterforderungen in einzelnen Bereichen herauszufinden, um einerseits Hilfsmöglichkeiten und Reserven zu erschließen, andererseits Leistungsgrenzen und falsche Zielstellungen deutlich zu machen. Nur auf diesem Wege wird es möglich, wieder Bewegung in die festgefahrene Situation zu bringen, die gegenseitigen Vorwurfshaltungen zu umgehen und Mut zu fassen, sich miteinander auf den langen und mühsamen Weg zu begeben, der in kleinen Schritten zu erreichbaren Zielen führt.

4. Behandlungsmöglichkeiten

4.1 Medikamente

Hyperaktive Kinder bringen ihr Umfeld nicht selten an den Rand der Verzweiflung. Sie sind eine Belastung für Eltern, Geschwister und Lehrer. Es muß etwas unternommen werden, und damit entsteht auch ein Erwartungsdruck gegenüber dem Arzt, er soll Abhilfe schaffen, und dies möglichst rasch. So sind eigentlich schon alle Medikamente, die eine

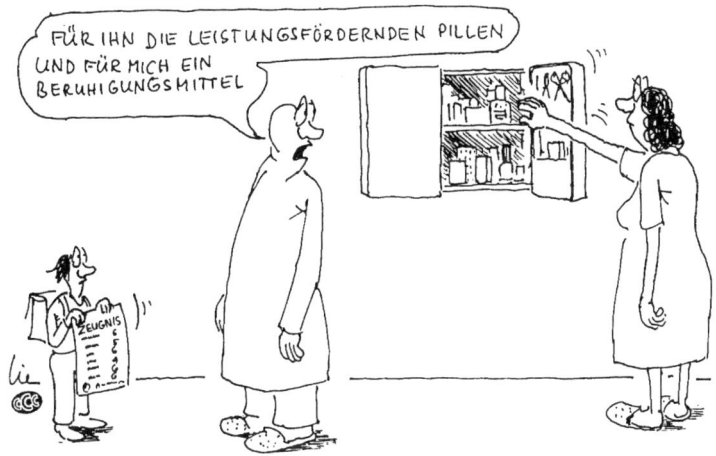

Erik Liebermann, Cartoon-Caricature-Contor, München

Wirkung auf die Hirnfunktionen haben, auch bei hyperaktiven Kindern eingesetzt worden, in mehr oder weniger systematischen Untersuchungen, mit mehr oder – zumeist – weniger Erfolg.

Aus klinischen Beobachtungen und Erfahrungen ist bekannt, welche Wirkungen ein bestimmtes Medikament hat. Zum Teil ist es möglich, aus der chemischen Struktur des Medikamentes auf die Wirkung zu schließen. Häufig sind aber gerade bei Präparaten, die psychische Prozesse beeinflussen, die zugrundeliegenden Wirkungsmechanismen noch weitgehend unbekannt. Man weiß nur, daß sie in den meisten Fällen diese oder jene Veränderung bewirken, z. B. beruhigen oder anregen, anfallsartige Zustände beheben, depressiven Verstimmungen entgegenwirken, Ängste unterdrücken.

Dabei sind diese Wirkungen nicht in jedem Einzelfall erreichbar. Außerdem sind sie abhängig nicht nur von der verabreichten Menge, sondern auch von der Dauer der Behandlung. Es kann zu Gewöhnungserscheinungen kommen, es können Nebenwirkungen auftreten.

Wenn »Verhaltensstörungen« mit Medikamenten behandelt werden sollen, dann reicht es nicht aus zu erwarten, »es soll besser werden«. *Es muß klarer definiert werden, welches Verhalten gebessert werden soll – die Zappeligkeit, die Rechenleistungen, die allgemeine Schulunlust, die Aggressivität, das Trotzverhalten, die mangelnde Bereitschaft, sich abends zu waschen und beizeiten ins Bett zu gehen.* Schön wäre es, wenn es gegen alle diese Schwierigkeitein dauerhaft wirksame Medikamente gäbe. Aber das ist nicht der Fall – wie allgemein bekannt. Dennoch erwarten Eltern (und Lehrer) nicht selten von einer medikamentösen Behandlung die rasche und vollständige Behebung aller erzieherischen Schwierigkeiten mit ihrem Kind und sind enttäuscht, wenn dies nicht eintritt. Sie übersehen dann in dieser allgemeinen Enttäuschung, daß unter der medikamentösen Behandlung in Teilbereichen durchaus Besserungen eingetreten sind, aber ihre unrealistische Erwartungshaltung verstellt ihnen den Blick dafür.

Es ist deshalb zu Beginn einer Behandlung von großer Wichtigkeit, sich über die Therapieziele im einzelnen zu verständigen. Nach diesen konkreten Therapiezielen richtet sich die Auswahl des Medikamentes.

Von allen bisher verfügbaren Präparaten haben sich im wesentlichen zwei Stoffgruppen für die Behandlung hyperaktiver Kinder bewährt – die Stimulantien und die Neuroleptika.

▶ Stimulantien

Bei den *Stimulantien* handelt es sich um Substanzen, die zu einer zentralen Aktivierung führen. Normalerweise verringern sie Ermüdungserscheinungen, geben mehr Spannkraft, Ausdauer und Konzentration, erhöhen das Leistungstempo. Bei zu hoher Dosierung bewirken sie Unruhezustände, Herzklopfen und Übelkeit. Die gebräuchlichste Substanz aus dieser Gruppe ist das Koffein. Seine aktivierende Wirkung ist allgemein geschätzt, bei Überdosierung kommt es zum »Kaffeeschwips«. Auch bei hyperaktiven Kindern ist Koffein eingesetzt worden, in Einzelfällen mit Erfolg. Die Wirkung hält jedoch nur relativ kurz an. Außerdem ist die Nebenwirkung auf die Nieren ungünstig – die Kinder müssen ständig zur Toilette gehen, was wiederum den Unterricht stört.

Als wesentlich geeigneter erwies sich die Substanz Methylphenidat, als Ritalin im Gebrauch. Es handelt sich um ein synthetisch hergestelltes Medikament, das chemisch bestimmten pflanzlichen Wirkstoffen (Ephedrin bzw. Amphetamin) ähnlich ist, die schon von alters her als anregende, aufputschende Mittel in Gebrauch sind.

● *Dosierung*
Methylphenidat ist im Gegensatz zu diesen pflanzlichen Produkten länger wirksam, dafür jedoch in seinem Wirkungsein-

tritt langsamer. Die Wirkung beginnt nach etwa einer halben Stunde und hält vier bis sechs Stunden an. Im allgemeinen ist eine Tablette zu 10 mg für den Vormittag ausreichend, erforderlichenfalls muß mittags noch eine weitere Dosis für die Nachmittagsstunden gegeben werden. Es gibt Kinder, bei denen niedrigere Dosierungen wirksam sind, und es gibt Kinder, bei denen wesentlich höher zu dosieren ist. Auch kann die Wirkung der einzelnen Medikamentengabe bei einigen Kindern deutlich länger als sechs Stunden anhalten. Es ist deshalb notwendig, die Dosis unter ärztlicher Anleitung für den Einzelfall festzulegen und sich nicht nur nach der Pakkungsbeilage zu richten.

Erfahrungsgemäß tritt die Wirkung schon nach der ersten Einnahme auf, zumindest wird die Richtung deutlich. Deshalb kann im allgemeinen nach einer Woche bereits beurteilt werden, ob das Medikament hilft oder nicht. Dieser Sachverhalt erleichtert die Entscheidung, einen solchen Behandlungsversuch zu unternehmen, da schon nach wenigen Tagen abzusehen ist, ob eine Weiterführung sinnvoll wird. Nur in Ausnahmefällen ist beobachtet worden, daß die Wirkung erst nach Wochen eintrat und sich zuvor keinerlei Verhaltensänderungen zeigten.

● *Wirkung*

Wenn das Kind zu der Gruppe gehört, die günstig auf die Einnahme von Stimulantien reagiert, wird es nach der Medikamentengabe insgesamt ruhiger, leistungsfähiger und auch im Verhalten besser angepaßt. Es kann länger still sitzen, zappelt nicht mehr soviel, ist auf Aufgaben besser einstellbar, kann sich besser konzentrieren und länger durchhalten. Es ist nicht mehr so leicht störbar, weniger reizbar, insgesamt friedlicher. Es kann dadurch aber nicht sofort besser rechnen, richtiger schreiben, systematischer lernen und seine Sachen in Ordnung halten.

Es ist durch das Medikament nicht intelligenter geworden, hat also nicht sein geistiges Leistungsniveau wesentlich verbessert. Aber es hat jetzt deutlich bessere Voraussetzungen, seine vorhandenen Leistungsmöglichkeiten einzusetzen, um erfolgreicher zu lernen und sich sozial angepaßter zu verhalten. Mühe und Fleiß lassen sich nicht durch ein Medikament ersetzen, weder beim Kind noch bei seinen Erziehern.

Genauere psychologische Untersuchungen zeigen, daß unter Stimulantieneinwirkung bei Konzentrationsaufgaben das Leistungstempo ansteigt, ohne daß sich die Fehlerquote zu erhöhen. Unterschiede werden rascher erfaßt, die Merkleistungen verbessern sich. Dies trifft für Mädchen und Jungen in gleicher Weise zu und ist weitgehend unabhängig vom Intelligenzniveau. Schwerer konzentrationsgestörte Kinder verbessern ihre Leistungen relativ stärker als weniger Gestörte, erreichen aber zumeist keine völlige Normalisierung. In der Selbsteinschätzung mittels normierter Fragebögen verändern sich die Kinder nur geringfügig. In der Fremdeinschätzung durch ihre Eltern bzw. Erzieher in der Freizeit werden sie als ruhiger, angepaßter, besser einstellbar und ausdauernder bei Spiel und Beschäftigung eingestuft. Aber auch hier wird keineswegs immer eine Normalisierung erreicht. Die Lehrer schätzen die mit Stimulantien behandelten Kinder im Unterricht als weniger unruhig, weniger störbar, einordnungsbereiter und insgesamt leistungsfähiger ein. Aber auch hier gibt es zahlreiche Ausnahmen bis hin zu ausgeprägterer Widersetzlichkeit und zunehmender Hyperaktivität.

Insgesamt lassen die Erfahrungen mit Stimulantienbehandlung eine Unterteilung in drei Gruppen zu:

1. Es gibt hyperaktive Kinder – bezüglich ihrer Häufigkeit liegen die Angaben der einzelnen Untersucher zwischen 20 und 50% –, bei denen kommt es zu raschen und eindrucksvollen Verbesserungen. Die Eltern und Lehrer berichten, das Kind sei wie ausgewechselt, ruhig, friedlich und leistungsbereit. Auch für den Arzt sind das die erfreulichsten Fälle. Das Kind nimmt die Freude der Erwachsenen mit Gelassenheit zur Kenntnis, endlich haben sie nicht mehr so

viel an ihm auszusetzen. Sich selbst erlebt es offensichtlich nicht wesentlich verändert – schließlich hat es sich schon immer bemüht, es allen recht zu machen.

2. Bei wenigstens der Hälfte der hyperaktiven Kinder sind die Stimulantienwirkungen nicht so eindrucksvoll. Es kommt zwar zu Verbesserungen in den Konzentrationsleistungen, auch die allgemeine Unruhe läßt etwas nach. Aber man muß schon genauer hinsehen, um diese Veränderungen wahrzunehmen. Immerhin sind dadurch die Lernvoraussetzungen zu verbessern, im Verhalten gibt es weniger Schwierigkeiten, die Gesamtsituation des Kindes entspannt sich.

Zur genaueren Beurteilung sind wiederholte Einschätzungen mittels standardisierter Fragebögen hilfreich, weil sie den Blick schärfen für erreichte Teilerfolge und dadurch Mut machen, die Behandlung fortzuführen und vor allem auch in den begleitenden erzieherischen Bemühungen nicht nachzulassen.

3. In einem Prozentsatz, der je nach Zusammensetzung der untersuchten Kinder und der eingesetzten Beurteilungsverfahren mit 10 und 50% angegeben wird, zeigen die Stimulantien keine oder zumindest keine für das Kind und seine Bezugspersonen bedeutsamen Wirkungen. In diesen Fällen ist eine Weiterbehandlung sinnlos und kann nach der Probephase von ein bis zwei Wochen beendet werden.

Bei einigen hyperaktiven Kindern, die prozentualen Angaben liegen zwischen 10 und 20%, kommt es unter Stimulantien zu einer Zunahme von Unruhe und Reizbarkeit. Sie wirken gehetzt, fahrig, unausgeglichen und unzufrieden. Sie wirken gehetzt, fahrig, unausgeglichen und unzufrieden, mitunter auch depressiv verstimmt, weinerlich und zurückgezogen. In diesen Fällen ist die sofortige Verringerung der Dosierung um wenigstens die Hälfte ratsam. Wenn dies keine günstigen Veränderungen bringt, ist der Behandlungsversuch abzubrechen.

● *Nebenwirkungen*

Schwerwiegende Nebenwirkungen sind bei üblicher Dosierung nicht zu befürchten. Schädigungen innerer Organe sind nicht beobachtet worden, so daß fortlaufende Laboruntersuchungen bei dieser Behandlung nicht erforderlich werden.

Als unmittelbare Begleitwirkung kann es zu Herzklopfen kommen, was bei Verringerung der Dosis abklingt. Einschlafstörungen können auftreten, wenn auch am Nachmittag Ritalin gegeben wird.

In einigen Fällen kann eine Verringerung des Appetits und damit eine Gewichtsabnahme eintreten. Deshalb sind zumindest zu Beginn der Behandlung wöchentliche Gewichtskontrollen ratsam.

Unter experimentellen Bedingungen ist eine Beeinflussung der Wachstumshormone durch Stimulantiengabe beobachtet worden. Umfangreiche klinische Nachuntersuchungen haben jedoch eine Verminderung des Längenwachstums auch unter mehrjähriger Stimulantienbehandlung ausschließen können.

Als Problem wird immer wieder die Möglichkeit diskutiert, daß die Stimulantien zur Drogenabhängigkeit führen könnten, zumal die entsprechenden Medikamente – auch das Ritalin – unter die besonderen Vorschriften der Betäubungsmittelverordnung gestellt wurden. Es ist verständlich, daß dadurch schon der Beipackzettel Anlaß zur Besorgnis gibt, solche Medikamente an Kinder zu verabreichen.

Das *Ritalin* ist seit 1954 in Gebrauch und gehört zu den bei Kindern am häufigsten eingesetzten und wohl auch am intensivsten klinisch untersuchten Medikamenten. Da es chemisch den Amphetaminen nahe steht und diese zweifelsfrei zu den suchterzeugenden bzw. suchterhaltenden Substanzen bei Erwachsenen gehören, ist die kritische Erforschung möglicher suchterzeugender Wirkungen auf Kinder von großer Bedeutung. Umfangreiche Untersuchungen in Amerika und Europa haben gezeigt, daß hyperaktive Kinder, die mit Ritalin behandelt wurden, als Jugendliche und Erwachsene nicht häufiger drogenabhängig werden als der Durchschnitt der Bevölkerung. Eine bahnende Wirkung der Stimulantienbehandlung im Kindesalter für spätere Drogenabhängigkeit ist also nicht nachweisbar – auch wenn es leider immer wieder einzelne Fälle geben wird, die wegen Hyperaktivität im Kindesalter mit Stimulantien behandelt wurden und später alkohol- oder drogenabhängig werden. Dabei ist sicher auch zu berücksichtigen, daß hyperaktive Kinder häufiger Konfliktsituationen ausgesetz sind, mehr schulische und berufliche Schwierigkeiten haben und schon von daher zu dem Personenkreis gehören, der in erhöhtem Maß zum Substanzmißbrauch neigt.

Aus der klinischen Erfahrung heraus sind jedoch keine Fälle bekannt, in denen hyperaktive Kinder von sich aus die Medikamentendosis gesteigert haben oder beim Absetzen des Präparates Entzugserscheinungen ausbildeten. Im allgemeinen sind sie froh, wenn die Behandlung beendet werden kann.

● *Dauer der Behandlung*
Wenn die Stimulantienbehandlung Erfolg zeigt, sollte sie fortgesetzt werden. Es ist dabei durchaus sinnvoll, zunächst nur an den Schultagen das Medikament zu geben. Wenn es sich jedoch für die Stabilisierung des Verhaltens als günstig erweist, kann auch an den Wochenenden und während der Ferien Ritalin gegeben werden. Zu empfehlen ist, wenigstens jährlich einen Auslaßversuch zu unternehmen, also das Medikament abzusetzen und zu überprüfen, ob sich Leistungen und Verhalten wieder verschlechtern. Ist dies der Fall, muß die Behandlung weitergeführt werden.

Erfahrungsgemäß ist es nur bei wenigen Kindern erforderlich, die Stimulantienbehandlung über die Pubertät, also etwa über das 15. Lebensjahr, hinaus fortzusetzen. Auch dies ist möglich. In den meisten Fällen kommt es jedoch im Laufe der Entwicklung zu einer Stabilisierung bzw. nicht mehr zu einer Verschlechterung, wenn das Medikament abgesetzt wird.

Wenn mit Ritalin (Methylphenidat) kein befriedigender Erfolg zu erreichen ist, sind erfahrungsgemäß auch andere Stimulantien nicht bzw. nicht besser wirksam.

Es waren und sind unterschiedliche Präparate im Handel, die alle auf das Gehirn eine aktivierende Wirkung ausüben (sollen) – Amphetamin, Amphetaminil, Fenetyllin, Pemolin, Koffein, Deanol. Diese Medikamente sollten aber allenfalls dann eingesetzt werden, wenn eine positive Reaktion des Kindes auf Stimulantien feststellbar ist, Ritalin aber z.B. wegen allergischer Reaktionen nicht vertragen wird. Dies kommt in der Praxis allerdings kaum vor.

▶ Neuroleptika

Neuroleptika sind bei der medikamentösen Behandlung der hyperaktiven Kinder als Mittel der zweiten Wahl anzusehen. Sie sollten also erst dann eingesetzt werden, wenn sich die Behandlung mit Stimulantien als unwirksam erwiesen hat bzw. eine Verschlechterung bewirkte.

Neuroleptika sind Medikamente, die vorwiegend zur Therapie psychiatrischer Erkrankungen verwendet werden, weil sie wahnhafte Gedanken und Sinnestäuschungen unterdrücken können, außerdem auf krankhafte Erregungs- und Verstimmungszustände ausgleichend wirken.

● *Dosierung*

In niedriger Dosierung wirken diese Präparate auf hyperaktive Kinder allgemein dämpfend, die motorische Unruhe und vor allem die Neigung zu impulsiv-aggressiven Durchbrüchen lassen nach.

Am gebräuchlichsten sind Haloperidol (Haldol), Thioridazin (Melleril bzw. Melleretten) sowie Perazin (Taxilan). Sie sind als Tropfen oder Tabletten verfügbar und müssen in einer individuell angepaßten Dosierung gegeben werden. Allgemein wird mit einer abendlichen Gabe begonnen – 3 Tropfen Haloperidol, 10 Tropfen Melleril bzw. 1 Mellerette oder 10 Tropfen Taxilan. Diese Dosis wird bei guter Verträglichkeit nach wenigen Tagen auch morgens und mittags gegeben. Sie kann in Abhängigkeit von Wirksamkeit und Verträglichkeit gesteigert werden. Bei stark erregten und ständig aggressiven Kindern ist es mitunter auch sinnvoll, rascher zu steigern und eine deutlichere Dämpfung bis hin zur sichtbaren Müdigkeit zu erreichen. Ist dadurch das aggressive Potential erst einmal neutralisiert, kann anschließend die Dosis langsam wieder verringert werden.

Im Gegensatz zu den Stimulantien ist es bei den Neuroleptika sinnvoll, einen relativ konstanten Wirkungsspiegel über den ganzen Tag zu erreichen. Deshalb sind mehrere Einzelgaben erforderlich, auch an den Wochenenden.

● *Nebenwirkungen*

Neuroleptika wirken auf die Erregungsübertragung innerhalb des Gehirns, wobei zahlreiche Einzelheiten bereits erforscht sind, vieles aber noch unbekannt bleibt. Nach den klinischen Erfahrungen ist sicher, daß Neuroleptika in der Anfangsphase etwas anders wirken als im späteren Verlauf. Zu Beginn verursachen sie eine stärkere Müdigkeit, auch Nebenwirkungen in Form von Mundtrockenheit, erlebt als unangenehmes Durstgefühl, sowie Schwierigkeiten beim Sehen in der Nähe, also besonders beim Lesen und Schreiben. Es kann auch zu Schwindelerscheinungen kommen, insbesondere beim raschen Aufrichten aus liegender oder gebückter Haltung. Diese Nebenwirkungen sind bei Melleril und Taxilan ausgeprägter als beim Haloperidol und klingen im allgemeinen nach wenigen Tagen ab. Deshalb ist es sinnvoll, zunächst mit einer abendlichen Dosierung zu beginnen, damit diese Nebenwirkungen »verschlafen« werde können.

Dramatischer wirkend, aber glücklicherweise nicht gefährlich sind durch Neuroleptika ausgelöste sogenannte Dyskinesien, wobei hier das Haloperidol an erster Stelle steht. Es kommt dabei, zumeist etwa eine halbe Stunde nach der Medikamenteneinnahme, zu plötzlich einschießenden, krampfartigen Bewegungen und Verdrehungen im Kopf-, Hals- und Schulterbereich, die nach einiger Zeit abklingen, aber auch wieder einsetzen können, vor allem dann, wenn erneut Neuroleptika verabreicht werden. Diese Dyskinesien können durch die Injektion des Gegenmittels Akineton sofort unterdrückt werden. Ihr Auftreten zwingt jedoch dazu, die verabreichte Dosis wenigstens zu halbieren bzw. das Medikament gänzlich abzusetzen.

Grundsätzlich wäre es auch möglich, durch die zusätzliche laufende Verordnung des Gegenmittels die Neuroleptikabehandlung beizubehalten. Dies sollte aber ärztlich begründeten Ausnahmefällen vorbehalten bleiben. Bei üblichen hyperaktiven Störungen im Kindesalter ist eine solche Therapie nicht gerechtfertigt.

In den verwendeten niedrigen Dosierungen sind schädliche Einwirkungen auf die inneren Organe nicht zu befürchten. Dennoch ist es sicherheitshalber ratsam, Laborkontrollen von Leber, Niere und Blutbild in etwa halbjährlichen Abständen zu veranlassen, vor allem bei Langzeitbehandlungen.

Eine mögliche suchterzeugende Wirkung kommt den Neuroleptika nicht zu.

● *Wirkungen*
Erst wenn diese erste Phase, in der die Nebenwirkungen vorherrschen und die etwa eine Woche umfaßt, überstanden ist, kann einigermaßen sicher beurteilt werden, welche Wirkungen auf das Leistungs- und Sozialverhalten des Kindes zu erreichen sind. Die Hauptwirkung betrifft die Verringerung von Impulsivität und Aggressivität. Die Kinder sind unter der Behandlung mit Neuroleptika nicht mehr so störbar, schreien nicht gleich los, schlagen nicht so schnell zu, rennen nicht sofort weg, wenn irgend etwas passiert, was ihnen im Moment nicht paßt. Sie werden auch insgesamt ruhiger, bleiben länger sitzen, sind nicht mehr ständig in Bewegung. Sie haben mit anderen Kindern weniger Konflikte und sind nicht mehr so leicht verstimmbar. Insgesamt sind sie dadurch besser auf die schulischen Anforderungen einzustellen und kommen auch bei ihren Freizeitaktivitäten besser zurecht.

Bei genaueren psychologischen Untersuchungen ergibt sich, daß Kinder unter Neuroleptikawirkung – vor allem im Vergleich mit der Stimulantienbehandlung – bei einfachen Konzentrationsaufgaben etwas langsamer arbeiten, dabei nicht mehr, aber auch nicht weniger Fehler machen. Ein unmittelbar leistungssteigernder Effekt kommt also nicht zustande. Dennoch erreichen sie am Ende bessere Ergebnisse als zuvor, weil sie sich nicht so leicht ablenken lassen und länger durchhalten. Die intellektuelle Leistungsfähigkeit als solche bleibt unverändert. In der Selbstbeurteilung verändern sich die Kinder nicht wesentlich. Von den Eltern und Erziehern werden sie als ruhiger, weniger aggressiv und insgesamt besser führbar eingeschätzt. Die Lehrer beurteilen sie als lernbereiter und disziplinierter. Wesentliche Unterschiede zwischen Jungen und Mädchen bestehen bezüglich der Wirkung nicht. Vor der Behandlung besonders auffällige Kinder verbessern sich prozentual in den gemessenen Leistungs- und Verhaltensbereichen etwas stärker als die von vornherein weniger hyperaktiven Kinder, zu einer vollständigen Normalisierung kommt es jedoch nur selten.

Werden die Erfolgsquoten der Neuroleptika zusammengefaßt, so ergibt sich ein der Stimulantienbehandlung durchaus vergleichbares Bild:

1. Bei 20 bis 50% der Kinder wird eine deutliche Besserung der Hyperaktivität berichtet, wobei das Schwergewicht eher im Verhalten als im Leistungsbereich liegt.
2. Bei etwa der gleichen Anzahl kommt es zu leichten Verbesserungen, insbesondere zum Abbau aggressiv-impulsiver Verhaltensweisen.
3. Bei etwa 20% lassen sich keine wesentlichen Effekte erzielen bzw. sie werden in ihrem Verhalten noch unzufriedener, gereizter, reagieren wie übermüdet und unausgeschlafen. Leider handelt es sich hierbei zumeist um Kinder, die auch auf eine Stimulantienbehandlung nicht angesprochen haben. Damit wird deutlich, daß etwa jedes fünfte hyperaktive

Kind auf eine medikamentöse Behandlung gar nicht oder sogar mit zunehmenden Störungen reagiert.

● *Dauer der Behandlung*
Im Gegensatz zu den Stimulantien zeigt es sich bei den Neuroleptika erst nach ein bis zwei Wochen, welche Wirkungen auf das hyperaktive Verhalten sich erreichen lassen. Da wegen der Nebenwirkungen die erforderliche individuelle Dosisanpassung nur relativ langsam erfolgen kann, wird man wenigstens vier bis sechs Wochen für einen Therapieversuch vorsehen müssen, ehe eine ausreichend sichere Beurteilung möglich ist, was mit diesen Präparaten im vorliegenden Fall zu erreichen ist. Haloperidol hat dabei die geringste allgemein dämpfende Wirkung, ist also am ehesten geeignet, vorwiegend Reizbarkeit und Aggressivität zu mildern. Wenn die Bewegungsunruhe und allgemeine Umtriebigkeit im Vordergrund stehen, wird eher Taxilan oder Melleril einzusetzen sein. Es kann also im Einzelfall durchaus sinnvoll werden, unterschiedliche Präparate nacheinander einzusetzen bzw. die Dosierungen zu verändern. Erfahrungsgemäß ist das Wirkungsfeld der Neuroleptika in den verwendeten niedrigen Dosierungen recht ähnlich. Wenn also das eine Medikament keinerlei günstige Wirkungen entfaltet, ist der Wechsel des Präparates wenig erfolgversprechend. Kombinationen unterschiedlicher Neuroleptika sind im allgemeinen bei der Behandlung hyperaktiver Kinder nicht gerechtfertigt.

Haben sich günstige Wirkungen eingestellt, sollte die Behandlung fortgeführt werden. Im Gegensatz zur Therapie mit Stimulantien ist es sinnvoll, eine durchgehende Medikamentengabe in regelmäßigen Tagesdosen zu verabreichen. Plötzliches An- und Absetzen gefährdet den Therapieerfolg, führt immer wieder erneut zu Nebenwirkungen, insbesondere zu anfänglicher Müdigkeit, und bringt unter Umständen die Kinder in ihrem Verhalten noch mehr durcheinander. Will man sich davon überzeugen, ob die Behandlung überhaupt nötig ist, sollte schrittweise die Dosis verringert werden. Tritt das hyperaktive Verhalten wieder stärker auf, muß die Dosis entsprechend gesteigert werden, bleibt das Verhalten stabil, kann langsam weiter verringert und schließlich abgesetzt werden.

Wenn über die längeren Ferien eine Medikamentenpause eingelegt werden soll, ist auch hierbei schrittweise abzusetzen und schon eine Woche vor Schulbeginn langsam wieder aufzubauen, damit die Phase der möglichen Nebenwirkungen noch in die Ferien fällt.

Grundsätzlich kann die Behandlung auch bis zum Schulabschluß weitergeführt werden, dies ist jedoch nur in Ausnahmefällen erforderlich.

Neben den Neuroleptika sind noch verschiedene andere Gruppen von Medikamenten bei hyperaktiven Kindern eingesetzt worden:

- Es handelt sich um *Antidepressiva*, also um Medikamente, die gegen krankhafte depressive Verstimmungen gerichtet sind und auch bei einzelnen hyperaktiven Kindern günstig wirken sollen.
- Weiterhin werden *Antiepileptika* verwendet, also Medikamente, die gegen epileptische Anfälle wirken und dabei zum Teil auch auf das Gesamtverhalten und die Befindlichkeit des anfallskranken Kindes günstige Auswirkungen haben. Die Hyperaktivität hat jedoch im allgemeinen keine ursächlichen Beziehungen zu den Anfallserkrankungen, auch wenn Kombinationen bei einem Kind möglich sind.
Da weder die Antidepressiva noch die Antiepileptika nachprüfbar bessere Erfolge bei den hyperaktiven Kindern haben als die Stimulantien oder die Neuroleptika, dafür aber zahlreichere und gefährlichere Nebenwirkun-

gen, sollten sie bei hyperaktiven Kindern nicht eingesetzt werden.

● Von einigen Kinderärzten werden unruhige Kinder mit *Barbituraten*, zumeist in geringen Dosen mit Luminaletten, behandelt. Es handelt sich hierbei um rein sedierende, also müde machende Präparate, die zwar die Unruhe dämpfen können, aber die Lernfähigkeit des Kindes ungünstig beeinflussen. Zumindest bei längerfristiger medikamentöser Behandlung hyperaktiver Kinder sollten Barbiturate nicht verwendet werden.

● Zu warnen ist vor der Behandlung hyperaktiver Kinder mit den sogenannten *Tranquilizern*, also Valium, Librium usw. Grundsätzlich ist auch damit eine Dämpfung hyperaktiven Verhaltens zu erreichen. Aber es entwickelt sich relativ rasch eine Gewöhnung, möglicherweise auch eine Abhängigkeit. Da der Mißbrauch dieser Substanzen unter den Erwachsenen, aber auch unter Jugendlichen relativ weit verbreitet ist, sollten diese Präparate grundsätzlich nicht an Kinder ausgegeben werden.

● Eine besondere Rolle kommt den sogenannten *Nootropika* zu, auch als Psychoenergizer oder Cerebroaktivatoren bezeichnet. Es handelt sich hierbei um chemisch sehr unterschiedliche Stoffgruppen, die direkt den Stoffwechsel im Gehirn positiv beeinflussen sollen, während die bislang besprochenen Medikamente in die Übertragungsprozesse zwischen den Nervenzellen eingreifen. Es gibt umfangreiche tierexperimentelle Studien, in denen nachgewiesen wird, daß diese Substanzen die Heilungsprozesse nach Hirnverletzungen beschleunigen und auch die Lernfähigkeit von Ratten in Labyrinthversuchen verbessern. Es ist jedoch bisher nicht ausreichend gesichert, daß es auch beim Menschen unter dieser Behandlung zur Steigerung der geistigen Leistungsfähigkeit kommt. Weder bei Prüfungen von Denk- und Gedächtnisfunktionen noch bei Konzentrationstests konnten eindeutige Verbesserungen unter der Behandlung mit Nootropika nachgewiesen werden. Lediglich gelang es einigen Studien, mit dem Präparat Normabrain (Piracetam) bei Kindern mit Lese-Rechtschreib-Schwäche diesbezügliche Leistungssteigerungen gegenüber unbehandelten Kontrollgruppen zu belegen. Ob dies zu anhaltenden, schulisch bedeutsamen Verbesserungen führen wird, bleibt noch abzuwarten. Immerhin sind hier noch weitere Forschungen und vielleicht auch Entdeckungen wirksamerer Substanzen zu erhoffen.

Wie bei allen Erkrankungen und Störungen, gegen die es kein zuverlässiges Allheilmittel gibt, ist auch bei hyperaktiven Kindern versucht worden, sie mit allerlei pflanzlichen Extrakten zu behandeln, mit Vitaminen und durchblutungsfördernden Mitteln, mit Sauerstoff und Homöopathie. Dabei ist von Einzelfällen berichtet worden, die seit dieser Behandlung keinerlei Probleme mehr gehabt hätten. Wenn sich diese Berichte verallgemeinern ließen, gäbe es heute keine hyperaktiven Kinder mehr, jeder Betroffene würde sich diesen Maßnahmen anschließen. Offensichtlich liegen die Dinge aber komplizierter!

Wir sollten den »Außenseitermethoden« gegenüber aufmerksam sein, mitunter finden sich hier wichtige neue Ansätze. Wir sollten immer dann mißtrauisch werden, wenn Behandlungsmethoden mit missionarischem Eifer und Verunglimpfung aller anderen Möglichkeiten vorgetragen werden.

Wir sollten auch kritisch prüfen, ob nicht die wirtschaftlichen Interessen der Anbieter die eigentliche Triebkraft für ihre eifrige Werbung bilden und nicht so sehr das Bemühen, den hyperaktiven Kindern und ihren Eltern zu helfen.

Letztlich zählt nur das dauerhafte Ergebnis, nämlich die Verringerung der hyperaktiven Verhaltensstörungen und ihrer Auswirkungen auf die Lebenssituation des Kindes – nicht allein der Glaube!

4.2 Ernährung

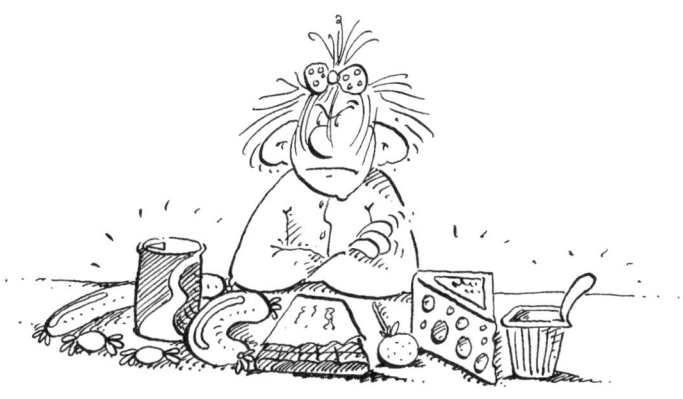

Zusammenhänge zwischen dem hyperaktiven Verhalten und der Aufnahme bestimmter Nahrungsstoffe sind immer wieder diskutiert worden, bildeten Anlaß zu großangelegten Kampagnen mit spektakulären Erfolgsmeldungen und führten zur Gründung von Selbsthilfegruppen. Vereinzelt nahmen sie den Charakter von Glaubensgemeinschaften an und gingen mit den »Ungläubigen« streng ins Gericht. Inzwischen hat sich allgemein eine Haltung durchgesetzt, die gezielte Auslaßversuche empfiehlt und sich an deren Wirkungen auf das hyperaktive Verhalten orientiert, womit sich durchaus Parallelen zum Vorgehen bei der medikamentösen Behandlung ergeben.

Theoretisch gibt es fünf Möglichkeiten:

1. Bestimmte Nahrungsmittel als solche haben einen ungünstigen Einfluß auf das hyperaktive Verhalten, z.B. Schokolade, Cola, Eis, also vorwiegend zucker- und milcheiweißhaltige Produkte.
2. Bestimmte Einzelbestandteile von Nahrungsmitteln verstärken bzw. verursachen hyperaktives Verhalten. Hier werden Phosphate, Nitrate, Salizylate, Zitronensäure, bestimmte Eiweißverbindungen u.a. aufgeführt.

3. Der Nahrung zugesetzte Produkte, wie z. B. Konservierungs- und Farbstoffe, Weichmacher und dergleichen, sind die schädlichen Faktoren für hyperaktives Verhalten.
4. In die Nahrung gelangte giftige Substanzen, wie z. B. Insektizide, Schwermetalle u. ä., sind für hyperaktives Verhalten verantwortlich zu machen.
5. Das Kind hat allergische Reaktionen gegen bestimmte, mit der Nahrung aufgenommene Stoffe ausgebildet. Das wäre vergleichbar mit einem Heuschnupfen, nur daß hier bei Kontakt mit den auslösenden Stoffen nicht geniest wird, sondern Hyperaktivität auftritt.

In letzterem Fall wäre es erforderlich, die allergieauslösenden Substanzen gänzlich zu meiden, da hier schon kleinste Mengen die allergische Reaktion auslösen.

Bei den vier erstgenannten Möglichkeiten müßte es eine Abhängigkeit der Intensität des hyperaktiven Verhaltens von der Menge der jeweils aufgenommenen Stoffe geben. Hier wäre also eine Verbesserung des Verhaltens schon dann zu erwarten, wenn die Aufnahme der entsprechenden Substanzen verringert wird.

Diese Unterscheidung ist insofern wichtig, als bei allergischen Reaktionen schon geringe Mengen des »Allergens« ausreichen, um den allergischen Prozeß, in diesem Falle das hyperaktive Verhalten, auszulösen bzw. zu unterhalten. Nur die vollständige Vermeidung dieser Stoffe könnte die allergischen Reaktionen unterbrechen. Wenn es sich bei den auslösenden Stoffen um Bestandteile handelt, die in sehr vielen und unterschiedlichen Nahrungsmitteln enthalten sind – wie z. B. Milcheiweiß, Zucker, Nitrate und Phosphate, aber auch Konservierungsstoffe –, ist es praktisch kaum möglich, sie vollständig aus der Ernährung eines Kindes herauszulassen. Schon die Büchse Cola oder der Riegel Schokolade könnten die allergischen Reaktionen wieder aufflammen lassen. Insofern ist es auch in der Praxis bisher kaum möglich, eindeutige Beziehungen zwischen einzelnen Nahrungsbestandteilen und allergisch bedingtem hyperaktiven Verhalten unter Beweis zu stellen. Auch mit den üblichen Hauttests für Allergiker ist man diesbezüglich nicht zu wesentlichen Erkenntnissen gekommen, zumal die Zusammenhänge zwischen Hautreaktionen und Verhaltensstörungen noch weitgehend im dunkeln bleiben.

Etwas übersichtlicher sind die Verhältnisse, wenn mengenabhängige Beziehungen zwischen bestimmten Nahrungsstoffen und hyperaktivem Verhalten nachgewiesen werden sollten. Hier ist durch eine systematische Auslaßdiät zu erwarten, daß eine deutliche Verringerung der Zufuhr des entsprechenden Stoffes innerhalb weniger Tage zu einem Nachlassen der Hyperaktivität führen müßte. Ist dies nicht der Fall, scheint dieser Stoff keinen Einfluß zu haben, er kann als unbedenklich eingestuft werden. Andernfalls ist er möglichst weitgehend zu meiden, wobei dieser Zusammenhang durch einen »Expositionsversuch« erhärtet werden kann: Die erneute Zufuhr dieses Stoffes müßte die Hyperaktivität wieder ansteigen lassen. Hyperaktive Kinder machen ihre Expositionsversuche meistens ohne Aufforderung, weil sie sich nur ungern an die auferlegten Einschränkungen halten. Solche »Diätfehler« sollten als Erinnerungshilfen genutzt werden, dann bekommen sie wenigstens noch eine positive Note im erzieherischen Prozeß.

Bei der Vielfalt der als Ursachen für Hyperaktivität in Verdacht gekommenen Stoffe ist es mühsam und langwierig, alle diskutierten Substanzen systematisch und der Reihenfolge nach mit Auslaß- und Expositionsversuchen durchzuprobieren. Am ehesten läßt sich in der Praxis durchhalten, wenn ganze Gruppen von Nährstoffen vorübergehend weggelassen bzw. ausgetauscht werden. Dabei werden zunächst für eine Woche alle zuckerhaltigen Nahrungsmittel vermieden bzw. durch Süßstoffe ersetzt. Danach werden alle Milchprodukte weggelassen, Eiweiß wird lediglich als Hühnereiweiß oder Sojaprodukt zugesetzt. Dann werden alle geräucherten, gepökelten und chemisch konservierten Nahrungsmittel vermieden, es wird nur Frisches verzehrt. Auch Zitrusfrüchte, Äpfel und Beerenobst sollten probeweise ausgelassen und durch Gemüserohkost ersetzt werden. Ebenso sollten alle vorgefertigten Getränke, insbesondere Cola, Brause und dergleichen, aber auch kakaohaltige und andere Getränkepulver gezielt vermieden werden.

 Praktische Hinweise für diese Vorgehensweise, verbunden mit Einkaufstips und Rezeptvorschlägen, vermittelt der »Arbeitskreis Überaktives Kind e. V.« (AÜK) über seine Geschäftsstelle. Hier laufen Erfahrungen zusammen, es werden Broschüren verteilt und Kontakte zu Elterninitiativen vermittelt.

Eine solche »Testphase« kann mögliche Zusammenhänge zwischen bestimmten in der Nahrung enthaltenen Stoffen und der bestehenden Hyperaktivität aufdecken. Der damit verbundene Aufwand ist nur dann sinnvoll, wenn das Kind und seine Bezugspersonen mit einigem Optimismus gemeinsam ans Werk gehen. Das Kind muß sich bewußt zur Mitarbeit entscheiden und darf nicht heimlich von dem naschen, was derzeit ausgelassen wird. Es muß dabei zumindest vorübergehend auf liebgewordene Gewohnheiten verzichten – Cola, Schokolade, Fruchtsäfte, Joghurt u sw. Wer sich einmal mit dem Vorsatz gequält hat, an Gewicht abzunehmen, weiß, wie schwer es ist, solche Absichten durchzuhalten, und wo überall die Versuchungen lauern. Am günstigsten ist es, wenn sich auch die anderen Familienmitglieder an diesen Versuchen beteiligen. Dann erhält das hyperaktive Kind keine magere Sonderkost, während die anderen behaglich das Familienmahl einnehmen.

 Wichtig ist es, dem Kind nicht nur zu sagen, was es alles nicht essen darf, sondern es vielmehr mit einzubeziehen in die Zubereitung dessen, was es essen darf. Auch hierzu finden sich Anregungen in der Broschüre des AÜK. Der Phantasie sind diesbezüglich kaum Grenzen gesetzt, man kann Bäckerei, Gaststätte oder Gemüsemarkt spielen, Probierstuben einrichten, naturwissenschaftliche Ernährungsversuche machen, ein persönliches Ernährungsprotokoll führen, Geschmacksveränderungen durch Verwendung verschiedener Kräuter und Gewürze herbeiführen usw.

Damit erhält eine solche Testphase den *Reiz des Besonderen*, was das allgemeine Durchhalten erleichtert. Das Kind wird aktiv einbezogen und erlebt dadurch, daß etwas um seinetwillen geschieht, daß man ihm helfen will, daß nicht mehr nur von ihm allein erwartet wird, sich endlich angepaßter zu verhalten. Auch die Eltern haben wieder Hoffnung, können selbst etwas tun für das Kind, tauschen Erfahrungen mit anderen Betroffenen aus. Auch in der Schule, spätestens beim Klassenausflug, muß Rücksicht auf die Ernährungsbesonderheiten des Kindes genommen werden. Das Kind zieht dadurch Zuwendung auf sich, ohne negativ aufzufallen. Es kann auf Befragen »Expertenwissen« vermitteln.

Damit kann ein solcher Nahrungsmitteltest die Situation des hyperaktiven Kindes nachhaltig verändern. Vom Störenfried wird es zum Objekt allgemeiner Anteilnahme. Es wird Geld für seine Besserung ausgegeben, denn der gezielte Einkauf im Bioladen oder Reformhaus verursacht höhere Kosten als die Sonderangebote im Supermarkt.

Alle diese Faktoren können wesentlich dazu beitragen, das hyperaktive Verhalten günstig zu beeinflussen. Skeptiker meinen, daß in diesen Begleitumständen die wichtigste und wahrscheinlich einzige Wirkung der Diätbehandlung liege.

Es gibt jedoch zumindest einige Studien, die auch in sogenannten Blindversuchen – wo die Nahrungssubstanzen vom Versuchsleiter zusammengestellt wurden, ohne daß die Eltern und Kinder die Einzelheiten kannten – Verbesserungen zumindest in Einzelbereichen des hyperaktiven Verhaltens nachweisen konnten, wenn bestimmte Nahrungsbestandteile gemieden wurden.

Diese Studien sind aufwendig. Sie bedürfen umfangreicher begleitender psychologischer Leistungs- und Verhaltensuntersuchungen, um den Verlauf zu beurteilen bzw. Unterschiede exact zu erfassen. Die Zusammenstellung geeigneter Gruppen hyperaktiver Kinder ist schwierig, eine zuverlässige Mitarbeit über den notwendigen Zeitraum nicht immer zu erreichen. So beschränken sich die Aussagen über die ursächlichen Zusammenhänge von Nahrungsstoffen und Hyperaktivität häufig auf Einzelfälle, oder sie beruhen auf nicht näher aufgegliederten Eindrucksurteilen, daß es »besser geworden« sei.

Wenn sich in der »Testphase« bestimmte Nahrungsstoffe eindeutig als Auslöser für hyperaktives Verhalten herausgestellt haben, sollte ein möglichst abwechslungsreicher Diätplan aufgestellt werden, der ohne diese Bestandteile auskommt. Hierzu sollte fachkundige Beratung eingeholt werden, gegebenenfalls über den AÜK.

> Zusammenfassend läßt sich feststellen, daß bei einigen hyperaktiven Kindern durch eine konsequente, individuell abgestimmte Diät deutliche Verbesserungen im Leistungs- und Sozialverhalten erreicht werden konnten. Welchen Anteil hieran toxische oder allergische Prozesse haben und welcher Anteil den veränderten Einstellungen der Bezugspersonen zuzuschreiben ist, muß offenbleiben. Die Hauptsache ist der Effekt!

4.3 Übungsmöglichkeiten

▶ Wie ist die Ausgangslage?

Der Arbeitsstil hyperaktiver Kinder ist chaotisch. Mitunter hat man den Eindruck, so wie es in ihrem Zimmer bzw. an ihrem Arbeitsplatz aussieht, so geht es auch in ihrem Kopf zu – es ist zwar alles vorhanden, aber nichts ist dort zu finden, wo es hingehört. Alles geht durcheinander, der anfängliche gute Wille geht rasch in wütende Enttäuschung über, wenn sich der gewünschte Erfolg nicht einstellt oder gar Kritik geäußert wird.

Schulisches Lernen und Hausaufgaben sind in den meisten Fällen zu Unternehmungen entartet, bei denen weder das Kind noch seine Erzieher viel Hoffnung haben, daß es diesmal ein gutes Ende nehmen wird.

▶ Notwendigkeiten der Voruntersuchungen

Um einen Einstieg zu finden, damit dieser festgefahrene Kreislauf in Vorwärtsbewegung übergehen kann, ist es notwendig, die tatsächlichen Leistungsvoraussetzungen des Kindes zu ermitteln. Ohne gezielte psychologische Testuntersuchungen ist das kaum möglich.

Neben dem allgemeinen Intelligenzniveau ist die Bestimmung der Teilleistungen wichtig – also der sprachgebundenen und der praktischen Fähigkeiten, der Gedächtnis- und Konzentrationsleistungen, aber auch der Voraussetzungen für das Erlernen von Lesen, Rechtschreiben und Rechnen. Nur wenn über diese Vorbedingungen ausreichend Klarheit herrscht, können Übungsprogramme gezielt eingesetzt werden. Vor allem aber ist es damit möglich, einigermaßen zuverlässig abzuschätzen, welche Anforderungen das Kind erfüllen kann, wobei es überfordert wird und wo seine Stärken liegen.

Das Kind ist im allgemeinen nicht in der Lage, seine Fähigkeiten in einzelnen Leistungsbereichen getrennt voneinander abzuschätzen. Das fällt zumeist auch seinen Eltern und Lehrern schwer! Wenn ein Kind nicht lesen kann, wird es für »dumm« gehalten, daß es lebenspraktisch recht gut Bescheid weiß und auch rechnen kann, wird übersehen. Wenn ein Kind falsch gerechnet hat, wird das schlechte Ergebnis bewertet, aber nur selten wird bemerkt, daß sich die Fehler nicht auf den Rechenweg beziehen, der durchaus verstanden wurde, sondern durch flüchtiges, unkonzentriertes Zusammenzählen zustande kamen.

▶ Probleme der Zusammenarbeit

Es ist von Bedeutung, vor dem Einsatz von Übungsprogrammen zunächst die Schwerpunkte im Einzelfall gemeinsam zu erarbeiten. Hierzu sind neben den entsprechenden leistungspsychologischen Erhebungen auch die Einschätzungen der Lehrer von Wichtigkeit. Sie sollten sich ergänzen und in ihren Grundaussagen übereinstimmen. Nur so wird es möglich werden, daß »alle an einem Strang ziehen«. Mitunter bestehen zwischen den Ärzten und Psychologen auf der einen und den Pädagogen auf der anderen Seite ausgeprägte gegenseitige Vorurteile. In einer solchen Atmosphäre wird es kaum gelingen, die notwendige Zusammenarbeit aufzubauen. Wenn dem Lehrer unterstellt wird, er kümmere sich nicht genügend um das Kind und habe keine richtigen Vorstellungen von dessen Besonderheiten, und der Lehrer dann im Gegenzug äußert, der Psychologe oder Arzt habe gut reden, er brauche das Kind ja nicht täglich zu unterrichten, dann bleibt wenig Hoffnung.

Ein sinnvolles Zusammenwirken wird nur möglich, wenn über Rollenverteilung und Zielvorstellungen zwischen allen Beteiligten – also dem Kind, seinen Eltern, den Lehrern und dem behandelnden Arzt bzw. Psychologen – einigermaßen Übereinstimmung herrscht. Es muß klar sein, daß jeder der Beteiligten eine eigene Sicht von den anstehenden Problemen hat. Sie wissen es jeweils nicht »besser«, sondern »anders«. Es gilt nun, aus diesen unterschiedlichen Sichtweisen eine gemeinsame Vorstellung zu entwickeln, wie es jetzt weitergehen soll.

Es gibt Grundsätze, die auf alle Lernbemühungen zutreffen:

- Niemand kann gegen seinen Willen ausgebildet werden. Wenn es nicht gelingt, allen Beteiligten etwas Mut zu machen, daß sich doch noch einiges bewegen läßt, kann man sich jede Übung sparen.
- Ein langer Weg muß in Etappen unterteilt werden. Diese Etappen müssen mit den vorhandenen Mitteln erreicht werden können. Es hat keinen Zweck, täglich mehrere Übungsstunden zu planen, von denen das Kind doch höchstens eine durchhalten würde und für die auch seine Bezugspersonen nicht genügend Zeit aufbringen könnten.
- Die Teilziele sollten für jeden einzelnen Übungsabschnitt so festgelegt sein, daß sie auch erreicht werden können. Das Kind braucht das Erlebnis, ein Ziel zu bewältigen, wenn es sich Mühe gibt und es sich an die vereinbarten Regeln hält.
- Der Sinn der Übungsbehandlung besteht in der Vermittlung eines angemessenen Arbeitsstiles. Es geht also zunächst nicht darum, keine Fehler zu machen, sondern gemeinsam zu erkunden, worin die Fehler bestehen und wie sie zustande kamen. Wie ein »Detektiv« muß man auf Spurensuche gehen und zugleich dadurch Erfahrungen sammeln, um vergleichbare Fehler zukünftig zu vermeiden.
- Das Kind braucht auf diesem Weg Ermutigung und Bestätigung. Der Erwachsene wird ihm nicht die Lösung »vorsagen«, aber er wird auf die Einhaltung der vereinbarten Regeln achten, Teilergebnisse bestätigen, zum Weiterarbeiten ermutigen, Ablenkungen fernhalten.
- Auch das Lernen will gelernt sein. Selbständigkeit muß man üben. Die Befürchtung, ein Kind werde nie selbstän-

dig arbeiten können, wenn ihm bei seinen Aufgaben geholfen wird, trifft nicht den Kern der Sache und ist nicht selten nur eine Ausrede zur Entlastung der Erwachsenen. Wer in den chaotischen Arbeitsstil eines hyperaktiven Kindes etwas Übersicht und Ordnung hineinbringen will, der muß dem Kind helfen. Ermahnungen, es müsse doch nun endlich einmal selbständig arbeiten, bewirken dabei wenig.

▶ Auswahl von Übungsmaterial

Es gibt eine ganze Reihe mehr oder weniger umfangreicher Übungsprogramme für Kinder mit Konzentrationsstörungen und sonstigen Lernschwierigkeiten. Einige sind im Anhang aufgeführt, ohne damit eine Wertung zu verbinden. Es gibt auch eine ganze Menge an didaktischen Spielen und Materialien, die gut geeignet sind, mit dem Kind in spielerischer, aber durchaus ernsthafter Weise Aufgaben zu bearbeiten, deren Lösung das Beachten vorgegebener Regeln verlangt, die Ausdauer und Sorgfalt erfordern, die aber durchaus im Leistungsbereich des Kindes liegen, auch wenn es sich das anfangs gar nicht zugetraut hätte.

Im Einzelfall wird es von der Art und dem Ausmaß der Leistungs- und Verhaltensprobleme des Kindes sowie von seinem Alter und seinem psychischen Entwicklungsstand abhängen, welche Programme bzw. Materialien am sinnvollsten einzusetzen sind.

Bei dieser Auswahl wird mitentscheidend sein, welche erzieherischen Hilfen verfügbar gemacht werden können, wie die Zusammenarbeit zwischen Elternhaus und Schule funktioniert, ob gleichzeitig ärztliche und psychotherapeutische Maßnahmen eingeleitet wurden, welcher zeitliche und auch finanzielle Gesamtrahmen zur Verfügung steht. Nicht zuletzt

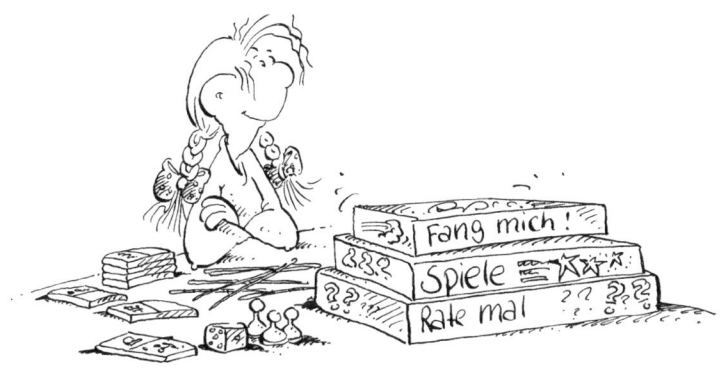

sollte auch berücksichtigt werden, auf welche Interessen und Neigungen beim Kind aufgebaut werden kann, um es zur aktiven Mitarbeit zu bewegen.

▶ Die Grundlagen der Übungsbehandlung

Die Grundprinzipien der Übungsbehandlungen sind eigentlich immer die gleichen. Schließlich geht es darum, dem Kind einen erfolgreicheren, effektiveren Arbeitsstil zu vermitteln. Es soll lernen und erfahren, daß es aus eigener Kraft ihm vorgelegte Aufgaben bewältigen kann, wenn es sich an bestimmte Arbeitsschritte hält, die letztlich immer wieder dieselben sind.

1. *Was soll ich tun?*
Hyperaktive Kinder neigen dazu, sofort mit der Aufgabenbearbeitung zu beginnen. Die zugehörige Instruktion haben sie gar nicht richtig aufgenommen oder schon wieder halb vergessen. So ist all ihr Tun von vornherein zum Mißerfolg verurteilt. Es kommt, wie es kommen mußte – wieder ist alles falsch, sie sind auch noch »selbst schuld«.

Wenn sie es schaffen, die Aufgabenstellung noch einmal zu wiederholen, ehe sie mit der Arbeit beginnen, steigen ihre Erfolgsaussichten deutlich. Am einfachsten ist es, wenn sie sich

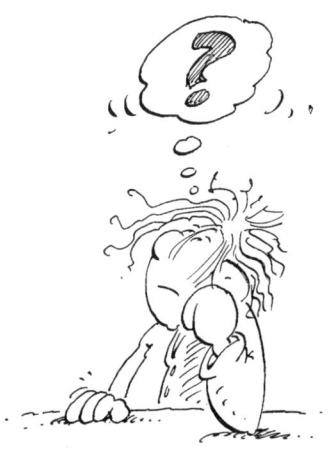

im Sinne einer Selbstinstruktion die Frage: Was soll ich tun? tatsächlich beantworten. Solch ein Selbstgespräch ist durchaus geeignet, in einer unübersichtlichen Situation zunächst einmal einen gewissen Überblick zu gewinnen. Zu Beginn der Übungsprogramme ist es sinnvoll, dieses Selbstgespräch laut zu führen, damit der Helfer notfalls mit Zwischenfragen eingreifen kann. Sind die Selbstinstruktionen richtig, sollten sie durch den Übungsleiter bekräftigt werden.

Im allgemeinen beinhalten Anweisungen für die Bearbeitung einer Aufgabe auch die Reihenfolge der Einzelschritte. Hier lauert eine weitere Gefahr auf das hyperaktive Kind – neigt es doch dazu, diese Zusammenhänge zu vernachlässigen und statt dessen »eigene Wege« zu gehen. Hier sind Hinweise des Übungsleiters erforderlich – »Achte auf die richtige Reihenfolge!« – oder das gezielte Eingreifen in den Bearbeitungsprozeß, um den Fehler zu verdeutlichen, zugleich aber zu verhindern, daß wieder einmal Mühe und Energie an der falschen Front verausgabt werden.

2. *Wie soll ich es tun?*
Hyperaktive Kinder haben große Schwierigkeiten, das richtige Arbeitsmaterial am richtigen Ort zur Verfügung zu haben.

Ehe sie mit der Aufgabenbearbeitung beginnen, sollten sie überprüfen, in welches Heft sie schreiben sollen, ob die Wörter abgeschrieben oder nur unterstrichen werden sollen, ob der Rand gezogen ist, das verwendete Arbeitsblatt tatsächlich das richtige ist, etwas neu angefangen oder nur etwas ergänzt werden soll.

Erst wenn »Was« und »Wie« klar sind, kann die Arbeit mit Aussicht auf Erfolg angegangen werden. Es ist wichtig, die Kinder auch im Übungsprogramm zu ermutigen, Rückfragen zu stellen bzw. zusätzliche Hinweise zu erbitten, wenn ihnen die Aufgabenstellung noch nicht ausreichend klar ist. Es handelt sich dann eben nicht um ihr so oft gerügtes Dazwischenreden, sondern um ihre Bemühungen um einen guten Start.

3. *Habe ich alles?*

Das Aufgabenziel ist verstanden, der erste Teilschritt wird erarbeitet, das richtige Arbeitsmaterial wird verwendet. Dennoch gibt es »unterwegs« immer wieder Ablenkungen – der anfängliche Schwung läßt nach, die Bleistiftspitze bricht ab, das Lineal fällt herunter usw. So wird es erforderlich, immer wieder »Zwischenbilanz« zu ziehen, zu überprüfen, ob der vorgesehene Lösungsweg noch eingehalten und nicht vergessen wird. Es muß von vornherein verhindert werden, daß Mühe und Energie auf »Nebenwegen« verbraucht werden. Das hyperaktive Kind hat nur sehr begrenzte Energiereser-

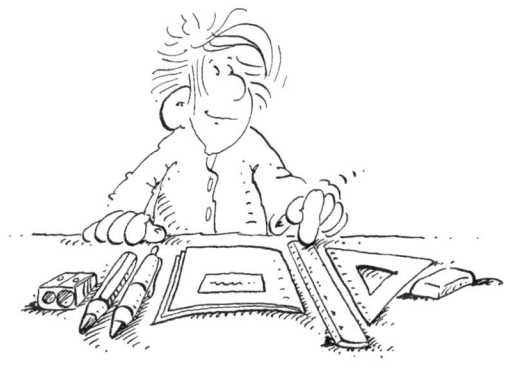

ven, wenn es darum geht, systematisch schulische Aufgaben zu bewältigen. Deshalb ist es wichtig, nach jedem Teilabschnitt zu fragen: »Habe ich alles? Stimmt der Weg? Habe ich nichts vergessen?«

4. *Kann das stimmen?*

Ist das Ziel erreicht, muß geprüft werden, ob das Ergebnis stimmen könnte. Hyperaktive Kinder – und nicht nur sie – sind zunächst einmal froh, mit der Arbeit fertig zu sein. Sie haben keine Lust, das ganze jetzt noch einmal durchzusehen. Sie wollen es abgeben, weglegen, endlich wieder mal etwas anderes machen. So fällt es ihnen sehr schwer, noch einmal darüber nachzudenken und dadurch zu kontrollieren, ob ihr Ergebnis tatsächlich die Lösung der Aufgabe darstellen könnte.

Es geht dabei nicht so sehr darum, ob das Problem nun in allen Einzelheiten erfaßt wurde, sondern es geht um die jetzt noch mögliche Korrektur der »Faselfehler«, um die Überprüfung auf Vollständigkeit, um Verbesserungen in der Form. Oft sind es diese Kleinigkeiten, die das Gesamtergebnis erheblich beeinträchtigen und mit relativ geringem Aufwand hätten korrigiert werden können. Deshalb sollte diese Chance durch eine abschließende Kontrollfrage bewußt genutzt werden.

▶ Die Rolle des Fehlers

Diese vier Grundprinzipien für einen effektiven Arbeitsstil – *Aufgabenstellung, Lösungsweg, Vollständigkeit, Richtigkeit* – sind von allgemeiner Gültigkeit und keineswegs nur für hyperaktive Kinder zutreffend. Letztlich besteht das Wesen schulischer Ausbildung darin, mit der Vermittlung dieser Prinzipien das erfolgreiche Lösen der praktischen und theoretischen Anforderungen zu ermöglichen, die uns im täglichen Leben gestellt werden.

Dabei ist es weniger wichtig, an welchen Beispielen »das Lernen« gelernt wird. Der schulische Lernstoff bildet normalerweise eine ausreichende Grundlage dafür. Aber es gibt eine Reihe von Kindern, zu denen viele der Hyperaktiven gehören, die zusätzlicher Übungen und Instruktionen bedürfen.

Als Übungsmaterial bietet sich durchaus auch Schulstoff an, wobei es dann darauf ankommt, nicht das Ergebnis, sondern die zuführenden Arbeitsschritte in den Mittelpunkt zu stellen. Im schulischen Alltag geht es vorrangig darum, daß das Ergebnis stimmt, notfalls muß man sich vorsagen lassen oder abschreiben, die Hauptsache ist der Effekt.

Hat man Fehler gemacht, wird eine »Berichtigung« gefordert. Sie beschränkt sich nicht selten auf das Abschreiben des richtigen Ergebnisses. Weshalb man trotz eigener Bemühungen nicht die richtige Lösung gefunden hat, bleibt unklar. Fehler sind peinlich, sie werden abgestritten, man will sie nicht wahrhaben, sie gelten als persönliche Niederlagen, andere lachen schadenfroh, mitunter wird man auch vom Lehrer als abschreckendes Beispiel vorgeführt.

Dabei ist es eigentlich bei neuen Aufgaben viel wahrschein- licher, daß zunächst Fehler unterlaufen, als daß gleich beim ersten Versuch alles perfekt gelingt. Die Fehler zeigen die Stellen an, wo noch verbessert werden muß. Fehler sind Lernmöglichkeiten, sie eröffnen Chancen, etwas dazuzulernen, sich weiterzuentwickeln.

Diese positive Rolle des Fehlers wird leider im pädagogischen Alltag zuwenig betont. Zu stark wird der Fehler immer noch als Mangel, als Ausdruck ungenügender Bemühung, als Hinweis auf Dummheit gedeutet. Und solchen Vorwurf möchte keiner auf sich sitzen lassen. Also werden Entschuldigungen gesucht – es war zu schwer, nicht richtig vorgegeben, von anderen gestört; oder es wird gestritten – die anderen sind auch nicht besser, ich habe es ja nur vergessen, es war ganz anders gesagt worden.

So wird ein wesentlicher Teil der Übungen zumindest anfänglich darauf zielen, das Kind zu ermutigen, wieder eigene Fehler zu machen und sie auch zuzugeben. Nur so kann es daraus lernen. Und nur so kann es sich an neue Aufgaben heranwagen und ausprobieren, wie weit es dabei kommt, wo sich Schwierigkeiten auftun und wie diese zu überwinden sind. Es kann sich dabei helfen lassen, ohne daß es diese Unterstützung als Beweis für seine eigene Unfähigkeit erlebt.

▶ Zur Bedeutung von Übungsprogrammen

Zusätzliche Übungsprogramme stellen für das Kind – und seine Bezugspersonen – auch immer eine zusätzliche Belastung dar. Hat das Kind seinen vollen Schultag hinter sich gebracht und soll nun auch noch die Hausaufgaben erledigen, dann ist es für weitere Übungen kaum zu begeistern. Außerdem ist sein Leistungsvermögen begrenzt. Deshalb sollte stets versucht werden, die ohnehin erforderlichen Aufgaben auch zum Üben des Arbeitsstiles einzusetzen. Die hierfür erörterten vier Grundprinzipien lassen sich auch bei den üblichen Hausaufgaben immer wieder verdeutlichen.

Dieses Vorgehen hat zusätzlich den Vorteil, daß »am Ernstfall« geübt wird und damit die Schwierigkeit entfällt, daß das Kind etwas in die Schulsituation übertragen soll, was es in mehr spielerischer Form gelernt hat. Gerade hyperaktive Kinder haben nicht selten bei solchen Übertragungsleistungen Schwierigkeiten.

Wenn allerdings die Situation so verfahren ist, daß das Kind schulische Aufgaben weitgehend ablehnt, nicht mehr mitarbeitet, jeder entsprechende Versuch Tränen oder Trotz auslöst, dann wird man sich etwas Neues einfallen lassen müssen.

Die verfügbaren Trainingsprogramme sind so aufgebaut, daß sie für bestimmte Alters- bzw. Leistungsgruppen Aufgabenserien enthalten, die nur entfernt etwas mit den üblichen Schulanforderungen zu tun haben. Sie enthalten Suchbilder, Ausmalübungen, Puzzle, Muster (legen), Perlen (fädeln) und vielerlei Arbeitsblätter, die letztlich alle dem Zweck dienen, daß das Kind durch systematisches und konzentriertes Arbeiten zu eigenständigen Lösungen kommt – und diesen Arbeitsstil auch auf den schulischen Bereich überträgt.

Zahlreiche Nachuntersuchungen haben belegen können, daß derartige Übungsprogramme durchaus zu Verbesserungen der Konzentrationsleistungen und des Arbeitsverhaltens der Kinder führen können. Sie erstrecken sich auf etwa 20 Übungsstunden, die einzeln oder auch mit Gruppen von etwa vier Kindern durchgeführt werden. Die erreichbaren Leistungsverbesserungen führen aber keineswegs zu einer völligen Normalisierung.

Deshalb ist es wichtig, auch Teilerfolge zu würdigen – das Kind macht weniger Fehler, hält länger durch, arbeitet insgesamt selbständiger. Aber es unterlaufen ihm immer noch einige Fehler, es ist auch weiterhin leicht ablenkbar, braucht Hilfen und Ermutigung. Die Übungsprogramme sind leider keine »Wunderwaffen«, aber sie sind durchaus wertvolle Ergänzungen, vor allem dann, wenn unmittelbar mit schulischen Mitteln kein Zugang mehr möglich ist.

▶ Zum Abbau von Verhaltensstörungen

Neben den Schwierigkeiten beim Lernen haben hyperaktive Kinder Probleme im Umgang mit anderen Menschen, seien es die Eltern oder die Lehrer, die Kinder in der Schule oder auf der Straße, Bekannte oder Fremde. Immer wieder fallen sie durch ihr ungesteuertes Verhalten auf, sie mischen sich ein, nehmen keine Rücksicht, sind anscheinend unbelehrbar. Bei der Erörterung der »Verhaltensbesonderheiten« sind im einleitenden Kapitel mögliche Zusammenhänge dargestellt worden.

Zur Behandlung dieser Probleme sind spezielle Therapieprogramme entwickelt worden, z. B. das Training mit aggressiven Kindern von Ulrike und Franz Petermann. Auch andere verhaltenstherapeutische Vorgehensweisen können zum Aufbau eines angemesseneren Sozialverhaltens beitragen. Dabei sind die Übergänge zu erzieherischen Einflußnahmen fließend. Es ergeben sich gute Möglichkeiten, die speziellen psychotherapeutischen Maßnahmen mit gezielten Veränderungen in den erzieherischen Grundeinstellungen zu verbinden.

Hierfür gibt es wieder einige Grundprinzipien:

- Es sind sehr viele Verhaltensweisen des Kindes, die stören und die verändert werden müssen – schreit ständig herum, schlägt gleich zu, schmeißt mit den Türen, sitzt nicht still, räumt nicht auf, wird immer gleich wütend usw. Wenn alle diese Probleme gleichzeitig angegangen werden sollen, dann bleibt am Kind kein guter Faden mehr, wir haben ständig »etwas zu meckern«, daran hat sich das Kind schon gewöhnt, es hört gar nicht mehr hin – wir haben das alte Lied.

Wenn wir etwas gezielt beeinflussen wollen, müssen wir mit dem Kind zusammen eine Rangfolge der zu verändernden Verhaltensweisen aufstellen. Aus dieser sollten zunächst nur zwei herausgesucht werden, die in den nächsten beiden Wochen besonders beachtet werden. Alles andere bleibt zunächst unkommentiert. Es ist dabei durchaus sinnvoll, neben dem Hauptproblem ein leichter zu veränderndes Verhaltensmuster in Angriff zu nehmen. Sonst sind die Erfolgsaussichten von vornherein zu gering.

- Ein störendes Verhalten läßt sich am wirkungsvollsten dadurch abbauen, daß an seiner Stelle ein besseres, erfolgreicheres, angemesseneres Verhaltensmuster aufgebaut wird. Es hat wenig Zweck, zunächst »still sitzen« zu üben und dann mit den Schulaufgaben zu beginnen. Sinnvoller ist es, den Arbeitsablauf so zu gestalten, daß das Kind zügig mitarbeiten kann. Es ist wenig wirksam, dem Kind zu sagen: »Du sollst dich nicht ständig prügeln!«, wenn es nicht gelernt hat, wie es auf andere Weise Konflikte lösen kann.

Die häufig bestehenden Schwächen in der sozialen Wahrnehmung erschweren es dem hyperaktiven Kind, sich an Mimik und Gestik seiner Bezugspersonen, an den »Zwischentönen« zu orientieren. Es bedarf deshalb klarer Worte, direkter Hinweise, eindeutiger und möglichst gleichbleibender Formulierungen, um erwünschtes bzw. vereinbartes Verhalten zu bekräftigen oder aber unerwünschtes Verhalten als solches zu charakterisieren und zu kritisieren.

- Verhaltensübungen machen Mühe. Sie kosten Zeit. Sie erfordern Umdenken bei allen Beteiligten. Was in der Übungssituation gelernt wurde, wird keineswegs auch immer zuverlässig in die tägliche Praxis übertragen. Mit Rückschlägen und Enttäuschungen ist zu rechnen. Aber es sind Erfolge erreichbar!

  Man kann sich an vorhandenen Übungsprogrammen orientieren, sehr wesentliche Hinweise sind in dem Buch »Familienkonferenz« (Gordon 1989) zu finden. In besonders schwierigen Fällen wird nicht ohne die Hilfe eines erfahrenen Psychotherapeuten auszukommen sein.

- Erfolge sind nicht selbstverständlich, sie sind das Ergebnis von Bemühungen. Bemühungen benötigen Lob und Beachtung, sonst lassen sie nach. Es ist deshalb von entscheidender Bedeutung, daß nicht erst der volle Erfolg, sondern auch schon die Annäherung an das erwünschte Verhalten bestätigt und gelobt wird. Dabei ist es sinnvoll, verschiedene Arten von »Verstärkern« einzusetzen, nicht nur materielle, wie Anstecker, kleine Spielzeuggegenstände, Eis essen usw., sondern bewußt auch nichtmaterielle, vor allem Zuwendung, Aufmunterung, aber auch gemeinsame Unternehmungen. Dabei hat es sich durchaus bewährt, für das Erreichen größerer Ziele einen Plan anzulegen, nach dem Punkte vergeben werden. Ist die vereinbarte Anzahl erreicht, wird die gemeinsame Aktion in Gang gesetzt – der Besuch des Spaßbades, der Kauf des Goldhamsters oder dergleichen.

- Die Ausbildung eines der jeweiligen Situation angemessenen Verhaltens ist ein langwieriger Prozeß. Die Kinder werden erzogen, die Erwachsenen sollen sich selbst erziehen. Die Übergänge sind fließend, die Ergebnisse keineswegs immer sehr überzeugend. Das betrifft nicht nur die hyperaktiven Kinder! Es ist ein langer Weg, er erfordert viel Durchhaltevermögen. Hyperaktive Kinder haben davon wenig, sie brauchen deshalb immer wieder Hilfe, um »bei der Stange zu bleiben«. Rasche Erfolge sind nicht zu erwarten, wir brauchen Geduld und sollten dabei den Humor nicht verlieren. Kommentar eines hyperaktiven Kindes: »Ich nehme es mir ja vor, aber es kommt immer wieder etwas dazwischen.«

5. Wie wird es weitergehen?

Hyperaktive Kinder haben oft schon im Mutterleib durch übermäßiges Strampeln auf sich aufmerksam gemacht. Als Säuglinge waren sie unruhig, haben schlecht getrunken, viel geschrien, sind schlecht eingeschlafen und rasch wieder aufgewacht. Als Kleinkinder haben sie heftig getrotzt, viel zerstört, waren ständig in Bewegung und konnten sich nicht einordnen. Nun haben sie in der Schule Konzentrationsprobleme, vielerlei Lernstörungen und Disziplinschwierigkeiten. Die eingeleiteten ärztlichen, pädagogischen und erzieherischen Maßnahmen bringen Teilerfolge, aber können sie denn wirklich etwas verändern?

Diese sorgenvollen Fragen der Eltern lassen sich nicht mit einem Satz beantworten. Hilfreich ist es, sich noch einmal die vier »Grundbausteine« des Verhaltens zu vergegenwärtigen. Das genetisch vorgegebene Potential an Hyperaktivität und die möglicherweise krankhaft bedingten Störungen psychischer Grundfunktionen lassen sich mit unseren Behandlungsmöglichkeiten nicht direkt erreichen. Vielmehr geht es darum, »das Beste daraus zu machen«.

Dazu ist es allerdings wichtig, sich über die tatsächlich vorhandenen Leistungs- und Verhaltensmöglichkeiten des jeweiligen Kindes Klarheit zu verschaffen. Es ist immer wieder erstaunlich, welche Vorurteile hier seit Jahren mitgeschleppt werden, welche inneren Widerstände bestehen, von unrealistischen Erwartungen abzurücken bzw. endlich einmal wieder dem Kind auch etwas zuzutrauen.

Unsere Chance besteht darin, den Faktor »Lernbedingungen« zu nutzen, planvoll, systematisch, mit ganzem Einsatz.

Der Faktor »Entwicklung« kann uns dabei helfen, läßt doch die allgemeine Hyperaktivität im Laufe der Entwicklung nach. Ein Blick auf einen Schulhof zeigt – die jüngeren Kinder rennen umher, die mittleren laufen etwas herum, die älteren stehen in den Ecken. Leider ist das entwicklungsabhängige Nachlassen des Bewegungsdranges nicht automatisch mit dem Erwerb eines systematischen Arbeitsstiles verbunden. Hier muß zusätzlich etwas getan werden, man sollte sich nicht einfach mit dem leeren Satz trösten (oder abspeisen) lassen: »Das verwächst sich, da kann man sowieso nicht viel machen!«

Nachuntersuchungen und Verlaufskontrollen haben ergeben, daß hyperaktive Kinder in ihren schulischen Abschlüssen unter dem Niveau bleiben, das sie von ihrer intellektuellen Ausstattung her eigentlich hätten erreichen können. Unter den Jugendlichen, die ihre Lehre abbrechen oder denen gekündigt wird, sind die ehemals hyperaktiven Kinder deutlich in der Überzahl. Auch unter später straffällig Gewordenen, insbesondere bezüglich Körperverletzungen und Kraftfahrzeugdelikten, sind viele ehemals hyperaktive Kinder. Auch haben sie später häufiger Probleme, stabile Partnerschaften aufzubauen, als der Durchschnitt der Bevölkerung. Insofern ist Hyperaktivität im Kindesalter keinesfalls eine harmlose Störung.

Es handelt sich aber keineswegs um eine unabänderliche, schicksalhafte Entwicklung. Es gibt viele ehemals hyperaktive Kinder, denen ihre Lebhaftigkeit, Umstellbarkeit und Einsatzbereitschaft im Beruf als Kraftfahrer, Vertreter, Verkäufer oder Bauhandwerker gut zustatten kommen. Auch unter Sportlern und Fernsehstars ist so manch einer, dem die kindliche Hyperaktivität noch deutlich anzumerken ist.

Dabei belegen die Nachuntersuchungen, daß überwiegend dort eine günstige Entwicklung zustande kam, wo die Hyperaktivität rechtzeitig als solche erkannt und dann eine entsprechende Betreuung eingeleitet wurde. Allerdings ist es schon aus methodischen Gründen kaum möglich, die Wirksamkeit der einzelnen eingesetzten Behandlungs- und Beratungsverfahren jeweils gesondert zu ermitteln. Es gibt also nicht »die« Behandlungsmethode, alleinseligmachend und konkurrenzlos. Es gibt vielmehr eine ganze Reihe unterschiedlicher Verfahren, die im Einzelfall bzw. auch im Gruppenvergleich ihre Wirksamkeit unter Beweis gestellt haben.

Je nach den individuellen Bedingungen und den vorhandenen Möglichkeiten lassen sie sich kombinieren – Medikamente, Diät und Übungsbehandlungen. Dabei geht es nicht darum, alle Einzelheiten bis zur Perfektion zu treiben. Vielmehr sollte eine ausreichend tragfähige Lernatmosphäre geschaffen werden, in der dem Kind geholfen wird, ohne daß es deshalb zum Tyrannen der Familie wird, in der den Eltern geholfen wird, ohne daß sie deshalb zu erzieherischen Versagern erklärt werden, und in der auch den Lehrern geholfen wird, mit den Schwierigkeiten durch das Kind zurechtzukommen, ohne daß sie für alle dennoch auftretenden Probleme verantwortlich gemacht werden. Gelingt eine solche Stabilisierung, dann sind die Zukunftsaussichten auch für ein hyperaktives Kind gar nicht so schlecht – zumal ja auch andere Kinder nicht so ganz ohne Probleme heranwachsen.

6. Hinweise auf weitere Informationsmöglichkeiten zum Thema

Kontaktadresse einer bundesweit tätigen Selbsthilfegruppe:

Arbeitskreis Überaktives Kind (AÜK)
Selbsthilfeförderung bei Hyper- und Hypoaktivität,
Wahrnehmungs- und Verhaltensstörung
Dietrichstraße 9
30159 Hannover
Tel. (0511) 363 27 29
Fax (0511) 363 27 72

Informationsbroschüren vom AÜK:

Das hyperkinetische Syndrom im Kindesalter
Leitfaden zur Ernährungsumstellung
bei Hyperaktivität Stufe I (Testphase)
Hyperaktive Kinder in der Schule
Für differenzierende Symptombeschreibung und
Verlaufskontrolle empfehlenswerte Fragebögen, die von
Eltern, Lehrern und Erziehern gleichermaßen bearbeitet
werden können:

Eltern-Lehrer-Fragebogen nach Conners (1973)
in: H.-C. Steinhausen (1982): Das konzentrationsgestörte und
hyperaktive Kind. Stuttgart

Enzephalopathie-Fragebogen (E-F)
nach Meyer-Probst, B.
Testzentrale des Berufsverbandes Deutscher Psychologen
Postfach 3751
37079 Göttingen

Übungsprogramme für konzentrationsgestörte Kinder:

H. Barchmann, K.-U. Ettrich, W. Kinze, K. Reschke (1988):
Konzentrationstraining.
Ein Therapieprogramm für Kinder von 6 bis 10.
Universität Leipzig. Sektion Psychologie.

Hippenstiel, Krautz (1989): Konzentrationstrainingspro-
gramm. Dortmund.

Petermann, U. & F. (1993): Training mit aggressiven Kindern.
Weinheim.

Grundlagen für den erzieherischen Umgang mit Kindern:
Gordon, Th. (1989): Familienkonferenz. Die Lösung von Konflikten zwischen Eltern und Kind. München.

Gordon, Th. (1991): Lehrer-Schüler-Konferenz. Wie man Konflikte in der Schule löst. München.

Weiterführende Fachliteratur zum Thema »hyperaktive, konzentrationsgestörte Kinder«:

Barchmann H., Kinze W., Roth, N. (1991): Aufmerksamkeit und Konzentration im Kindesalter. Berlin.

Czerwenka, K. (Hrsg.) (1994): Das hyperaktive Kind. Ursachenforschung – Pädagogische Ansätze – Didaktische Konzepte. Weinheim und Basel.

Egger, J. (1995): Einfluß der Diätbehandlung auf hyperaktive, verhaltensgestörte Kinder und Jugendliche mit/ohne nachweisbarer minimaler cerebraler Dysfunktion. Bonn: Bundesministerium für Gesundheit. Forschungsbericht.

Eichlseder, W. (1991): Unkonzentriert? Hilfen für hyperaktive Kinder und ihre Eltern. Weinheim und Berlin.

Hartmann, J. (1987). Zappelphilipp, Störenfried. Hyperaktive Kinder und ihre Therapie. München.

Ruf-Bächtiger, L. (1991): Das frühkindliche psychoorganische Syndrom. Diagnostik und Therapie. Stuttgart.

Wender, P.H. (1991): Das hyperaktive Kind. Ravensburg.